U0343550

康复考研系列

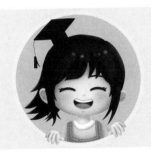

物理治疗学思维导图

▪ 南烛教育教务组 主编

湖南大学出版社

图书在版编目（CIP）数据

物理治疗学思维导图 / 南烛教育教务组主编 . — 长沙 : 湖南大学出版社 , 2023.7

ISBN 978-7-5667-3104-3

Ⅰ.①物… Ⅱ.①南… Ⅲ.①物理疗法 Ⅳ.① R454

中国国家版本馆 CIP 数据核字（2023）第 121312 号

物理治疗学思维导图
WULI ZHILIAOXUE SIWEI DAOTU

主　　编：南烛教育教务组	责任编辑：严小涛	
印　　装：三河市良远印务有限公司	开　　本：880 毫米 × 1230 毫米　1/32	
印　　张：7　　字　数：353 千字	版　　次：2023 年 7 月第 1 版	
印　　次：2023 年 7 月第 1 次印刷	书　　号：ISBN 978-7-5667-3104-3	
定　　价：35.80 元		

出 版 人：李文邦	出版发行：湖南大学出版社
社　　址：湖南·长沙·岳麓山	邮　　编：410082
电　　话：0731-88822559（营销部）	88821594（编辑部）　　　88821006（出版部）
传　　真：0731-88822264（总编室）	网　　址：http://www.hnupress.com
电子邮箱：820178310@qq.com	

南烛教育教务组（排名不分先后）

周绪昌　邓　倩　曹　红　郭健民

柯俊杰　孟　林　高睿思　李焕平

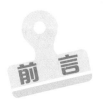

　　康复医学是一门年轻的学科，是现代医学体系的重要组成部分，在世界范围内仅有数十年的发展历程，在中国更是只有二十多年的发展历史。近年来，中国康复医学发展迅速，从大型三甲医院康复医学科到各种康复专科医院，再到社区康复中心，各类康复医疗服务机构如雨后春笋般崛起。随着人们对健康的关注度不断提升，以提高生活质量为目的的康复医学毫无疑问已成为一门朝阳学科。

　　学科教育为一个学科领域的发展奠定了基础。在中国，康复相关专业研究生的培养一直较为薄弱。尽管临床医学的分支——康复医学与理疗学硕士专业开设较早，但其以培养康复医生为主要目的，且偏向于临床医生的培养。康复治疗师作为康复医学学科的中坚力量，承担着绝大部分康复治疗工作，但是，康复治疗学直到2017年才有对应的硕士专业——医学技术（康复治疗方向）。目前，市面上康复相关专业（包括医学技术、运动康复、运动人体科学以及考查康复综合知识的康复医学与理疗学等）的考研参考书几乎没有。

　　因此，本系列丛书（包含《运动解剖学思维导图》《运动生理学思维导图》《康复功能评定学思维导图》《物理治疗学思维导图》四本）出版的主要目的是改善目前康复综合和运动康复综合等专业考研参考书缺乏的现状，既为康复相关专业的考研学子提供一套备考学习参考书，同时也适合本科生在初次学习相关知识时使用。本系列丛书主要以思维导图的形式呈现各章节的知识框架，并根据各大院校考研命题趋势和国内临床康复发展现状来标注需要重点掌握的知识点，帮助学生从宏观上把握章节脉络、梳理整本书的逻辑和架构，从而将不同章节串联起来，有助于学生深刻地理解本门课程。

本系列丛书由周绪昌博士带领南烛教育教务组倾心打造而成，希望本系列丛书能给各位学子的康复医学学习提供帮助。本书在编写过程中难免有疏漏和不足，如有错误之处和改进建议，欢迎提出。祝各位康复医学专业学子学有所成、前程似锦，早日为中国康复医学的发展贡献自己的一份力量！

南烛教育教务组

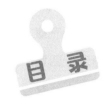
目 录

📋 第一章　绪论

重点掌握

物理治疗对人体的作用

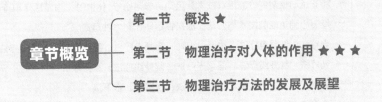

章节概览
- 第一节　概述 ★
- 第二节　物理治疗对人体的作用 ★ ★ ★
- 第三节　物理治疗方法的发展及展望

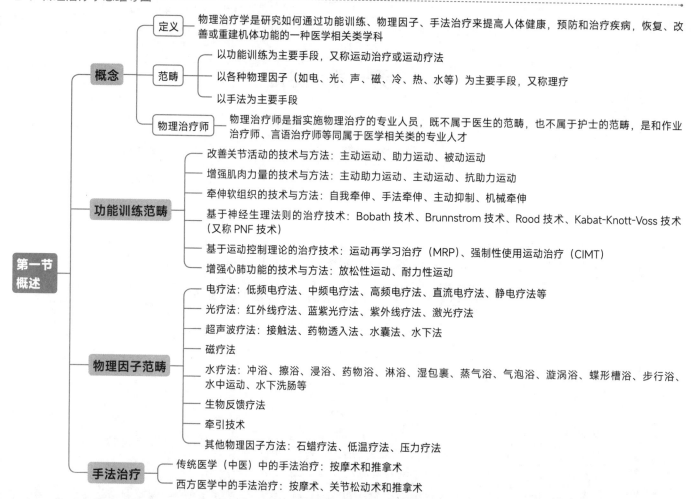

第一节 概述

概念

- **定义**：物理治疗学是研究如何通过功能训练、物理因子、手法治疗来提高人体健康，预防和治疗疾病，恢复、改善或重建机体功能的一种医学相关类学科
- **范畴**
  - 以功能训练为主要手段，又称运动治疗或运动疗法
  - 以各种物理因子（如电、光、声、磁、冷、热、水等）为主要手段，又称理疗
  - 以手法为主要手段
- **物理治疗师**：物理治疗师是指实施物理治疗的专业人员，既不属于医生的范畴，也不属于护士的范畴，是和作业治疗师、言语治疗师等同属于医学相关类的专业人才

功能训练范畴

- 改善关节活动的技术与方法：主动运动、助力运动、被动运动
- 增强肌肉力量的技术与方法：主动助力运动、主动运动、抗助力运动
- 牵伸软组织的技术与方法：自我牵伸、手法牵伸、主动抑制、机械牵伸
- 基于神经生理法则的治疗技术：Bobath 技术、Brunnstrom 技术、Rood 技术、Kabat-Knott-Voss 技术（又称 PNF 技术）
- 基于运动控制理论的治疗技术：运动再学习治疗（MRP）、强制性使用运动治疗（CIMT）
- 增强心肺功能的技术与方法：放松性运动、耐力性运动

物理因子范畴

- 电疗法：低频电疗法、中频电疗法、高频电疗法、直流电疗法、静电疗法等
- 光疗法：红外线疗法、蓝紫光疗法、紫外线疗法、激光疗法
- 超声波疗法：接触法、药物透入法、水囊法、水下法
- 磁疗法
- 水疗法：冲浴、擦浴、浸浴、药物浴、淋浴、湿包裹、蒸气浴、气泡浴、漩涡浴、蝶形槽浴、步行浴、水中运动、水下洗肠等
- 生物反馈疗法
- 牵引技术
- 其他物理因子方法：石蜡疗法、低温疗法、压力疗法

手法治疗

- 传统医学（中医）中的手法治疗：按摩术和推拿术
- 西方医学中的手法治疗：按摩术、关节松动术和推拿术

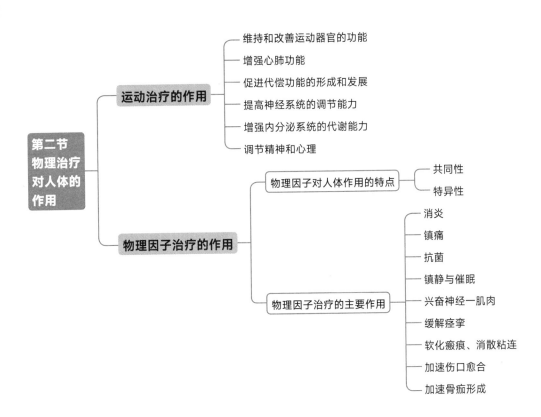

物理治疗学发展简史 ─┬─ 物理治疗学的形成（见教材①P9~10）
　　　　　　　　　　├─ 现代物理治疗学的发展（见教材 P10）
　　　　　　　　　　└─ 物理治疗学发展的社会需求 ─┬─ 人类对健康的认识发生变化
　　　　　　　　　　　　　　　　　　　　　　　　　├─ 老年人口及老年病患者增多
　　　　　　　　　　　　　　　　　　　　　　　　　├─ 工伤、交通事故增多
　　　　　　　　　　　　　　　　　　　　　　　　　└─ 慢性病患者增多

第三节 物理治疗方法的发展及展望

物理治疗师的培养 ─┬─ 国外物理治疗师的培养 ─┬─ 国际物理治疗联盟（The World Confederation for Physical Therapy, WCPT）
　　　　　　　　　　　　　　　　　　　　　　└─ 国际作业治疗师联盟（The World Federation of Occupational Therapists, WFOT）
　　　　　　　　　└─ 国内物理治疗师的培养 ─┬─ 探索阶段：1983—1988 年
　　　　　　　　　　　　　　　　　　　　　　├─ 起步阶段：1989—2000 年
　　　　　　　　　　　　　　　　　　　　　　└─ 发展阶段：2001 年至今

---

①本书参考教材为燕铁斌主编的《物理治疗学（第 3 版）》。

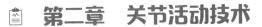 第二章　关节活动技术

重点掌握

1. 概述中的基础知识

2. 上肢、下肢和脊柱对应的解剖学知识

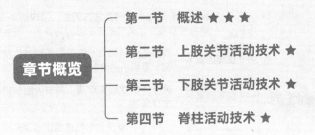

章节概览
- 第一节　概述 ★ ★ ★
- 第二节　上肢关节活动技术 ★
- 第三节　下肢关节活动技术 ★
- 第四节　脊柱活动技术 ★

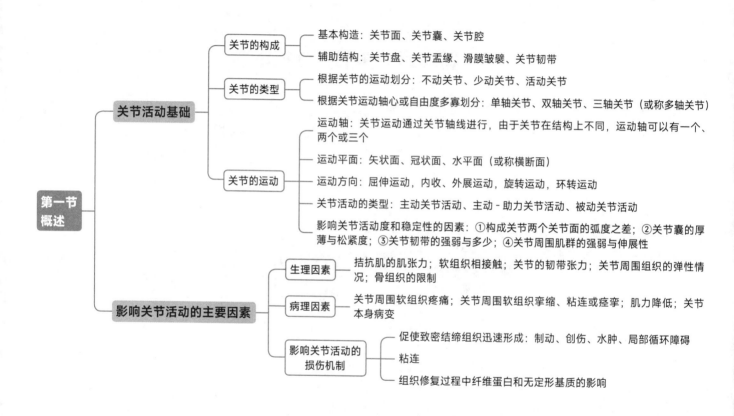

- **第一节 概述**
  - **关节活动基础**
    - 关节的构成
      - 基本构造：关节面、关节囊、关节腔
      - 辅助结构：关节盘、关节盂缘、滑膜皱襞、关节韧带
    - 关节的类型
      - 根据关节的运动划分：不动关节、少动关节、活动关节
      - 根据关节运动轴心或自由度多寡划分：单轴关节、双轴关节、三轴关节（或称多轴关节）
    - 关节的运动
      - 运动轴：关节运动通过关节轴线进行，由于关节在结构上不同，运动轴可以有一个、两个或三个
      - 运动平面：矢状面、冠状面、水平面（或称横断面）
      - 运动方向：屈伸运动，内收、外展运动，旋转运动，环转运动
      - 关节活动的类型：主动关节活动、主动-助力关节活动、被动关节活动
      - 影响关节活动度和稳定性的因素：①构成关节两个关节面的弧度之差；②关节囊的厚薄与松紧度；③关节韧带的强弱与多少；④关节周围肌群的强弱与伸展性
  - **影响关节活动的主要因素**
    - 生理因素
      - 拮抗肌的肌张力；软组织相接触；关节的韧带张力；关节周围组织的弹性情况；骨组织的限制
    - 病理因素
      - 关节周围软组织疼痛；关节周围软组织挛缩、粘连或痉挛；肌力降低；关节本身病变
    - 影响关节活动的损伤机制
      - 促使致密结缔组织迅速形成：制动、创伤、水肿、局部循环障碍
      - 粘连
      - 组织修复过程中纤维蛋白和无定形基质的影响

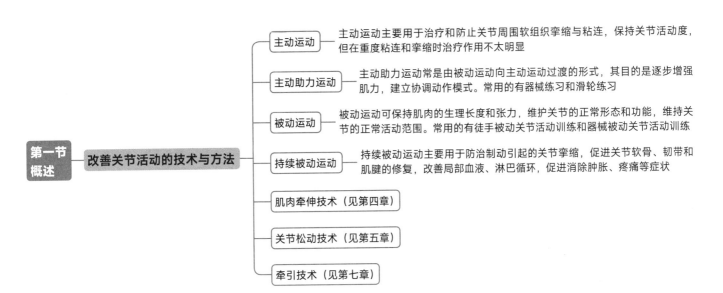

第一节 概述 — 改善关节活动的技术与方法

主动运动：主动运动主要用于治疗和防止关节周围软组织挛缩与粘连，保持关节活动度，但在重度粘连和挛缩时治疗作用不太明显

主动助力运动：主动助力运动常是由被动运动向主动运动过渡的形式，其目的是逐步增强肌力，建立协调动作模式。常用的有器械练习和滑轮练习

被动运动：被动运动可保持肌肉的生理长度和张力，维护关节的正常形态和功能，维持关节的正常活动范围。常用的有徒手被动关节活动训练和器械被动关节活动训练

持续被动运动：持续被动运动主要用于防治制动引起的关节挛缩，促进关节软骨、韧带和肌腱的修复，改善局部血液、淋巴循环，促进消除肿胀、疼痛等症状

肌肉牵伸技术（见第四章）

关节松动技术（见第五章）

牵引技术（见第七章）

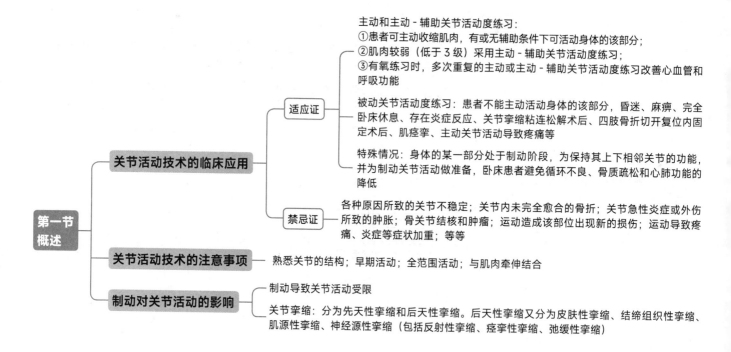

主动和主动-辅助关节活动度练习：
①患者可主动收缩肌肉，有或无辅助条件下可活动身体的该部分；
②肌肉较弱（低于3级）采用主动-辅助关节活动度练习；
③有氧练习时，多次重复的主动或主动-辅助关节活动度练习改善心血管和呼吸功能

被动关节活动度练习：患者不能主动活动身体的该部分，昏迷、麻痹、完全卧床休息、存在炎症反应、关节挛缩粘连松解术后、四肢骨折切开复位内固定术后、肌痉挛、主动关节活动导致疼痛等

特殊情况：身体的某一部分处于制动阶段，为保持其上下相邻关节的功能，并为制动关节活动做准备，卧床患者避免循环不良、骨质疏松和心肺功能的降低

适应证

各种原因所致的关节不稳定；关节内未完全愈合的骨折；关节急性炎症或外伤所致的肿胀；骨关节结核和肿瘤；运动造成该部位出现新的损伤；运动导致疼痛、炎症等症状加重；等等

禁忌证

关节活动技术的临床应用

第一节 概述

关节活动技术的注意事项 — 熟悉关节的结构；早期活动；全范围活动；与肌肉牵伸结合

制动对关节活动的影响

制动导致关节活动受限

关节挛缩：分为先天性挛缩和后天性挛缩。后天性挛缩又分为皮肤性挛缩、结缔组织性挛缩、肌源性挛缩、神经源性挛缩（包括反射性挛缩、痉挛性挛缩、弛缓性挛缩）

肩部关节

- 解剖学概要：肩部骨骼包括肱骨、锁骨、肩胛骨以及与肩部运动密切相关的胸骨和肋骨。它们组成肩部的6个关节：盂肱关节、肩锁关节、胸锁关节、喙锁关节、肩峰下关节、肩胸关节

- 运动学概要
  - 盂肱关节：前屈、后伸、外展、旋转
  - 肩锁关节：将肩胛骨和锁骨连在一起进行相似运动的同时伴有每块骨自身的运动
  - 胸锁关节：锁骨限制肩带各方向的运动，特别是向前方向的运动
  - 肩峰下关节：盂肱关节的运动需要肱骨头和喙肩弓之间较大的运动
  - 肩胸关节：提供了肱骨运动的一个可移动的基础
  - 肩带运动：①提肩和降肩；②前突和后缩；③肩带的向上—前—下—后运动；④上旋和下旋
  - 肩肱节律：指正常肩上升同时伴一系列精确的协调运动。肩胛骨、肱骨均参与整个运动。除外展的早期具有个体差异外，在外展至30°后，以2∶1的比率外展，即在30°~170°外展中，每15°的外展，有10°发生在盂肱关节，5°发生在肩胸关节

- 关节活动技术
  - 被动活动技术：①肩关节前屈；②肩关节后伸；③肩关节外展；④肩关节水平外展和内收；⑤肩关节内旋和外旋；⑥肩胛骨被动活动
  - 主动助力活动技术：①悬吊；②体操棒等；③肩梯训练
  - 主动活动技术：基本动作为肩关节的前屈—后伸，外展—内收，水平外展—内收，内旋—外旋

第二节 上肢关节活动技术

肘部关节

- 解剖学概要：肘关节由肱桡关节、肱尺关节和桡尺近侧关节共同组成。肱桡关节，是肱骨小头和桡骨头窝相关节；肱尺关节，由肱骨滑车和尺骨的滑车切迹相关节；桡尺近侧关节，为桡骨头环状关节面和尺骨的桡切迹相关节

- 运动学概要
  - 肘关节屈伸运动
  - 桡尺联结

- 关节活动技术
  - 被动活动技术：①肘关节屈曲和伸展；②前臂旋转
  - 主动助力活动技术：常用的有器械练习、滑轮练习和前臂旋转训练器等
  - 主动活动技术：基本动作为肘关节的屈曲—伸展，前臂旋转

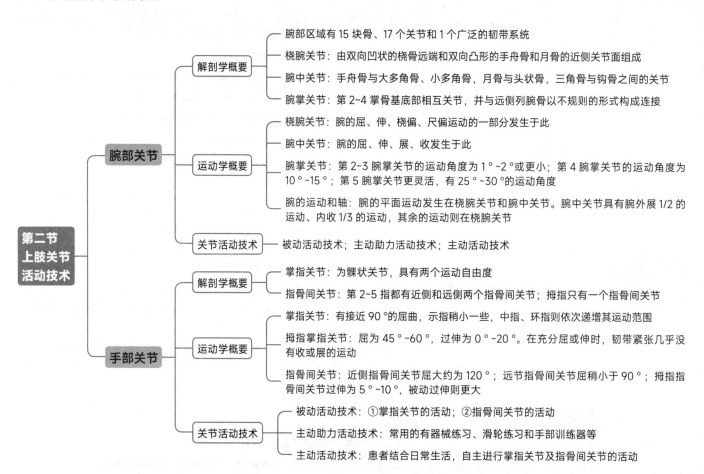

第二节 上肢关节活动技术

腕部关节

- **解剖学概要**
  - 腕部区域有 15 块骨、17 个关节和 1 个广泛的韧带系统
  - 桡腕关节：由双向凹状的桡骨远端和双向凸形的手舟骨和月骨的近侧关节面组成
  - 腕中关节：手舟骨与大多角骨、小多角骨，月骨与头状骨，三角骨与钩骨之间的关节
  - 腕掌关节：第 2~4 掌骨基底部相互关节，并与远侧列腕骨以不规则的形式构成连接

- **运动学概要**
  - 桡腕关节：腕的屈、伸、桡偏、尺偏运动的一部分发生于此
  - 腕中关节：腕的屈、伸、展、收发生于此
  - 腕掌关节：第 2~3 腕掌关节的运动角度为 1°~2°或更小；第 4 腕掌关节的运动角度为 10°~15°；第 5 腕掌关节更灵活，有 25°~30°的运动角度
  - 腕的运动和轴：腕的平面运动发生在桡腕关节和腕中关节。腕中关节具有腕外展 1/2 的运动、内收 1/3 的运动，其余的运动则在桡腕关节

- **关节活动技术**
  - 被动活动技术；主动助力活动技术；主动活动技术

手部关节

- **解剖学概要**
  - 掌指关节：为髁状关节，具有两个运动自由度
  - 指骨间关节：第 2~5 指都有近侧和远侧两个指骨间关节；拇指只有一个指骨间关节

- **运动学概要**
  - 掌指关节：有接近 90°的屈曲，示指稍小一些，中指、环指则依次递增其运动范围
  - 拇指掌指关节：屈为 45°~60°，过伸为 0°~20°。在充分屈或伸时，韧带紧张几乎没有收或展的运动
  - 指骨间关节：近侧指骨间关节屈大约为 120°；远节指骨间关节屈稍小于 90°；拇指指骨间关节过伸为 5°~10°，被动过伸则更大

- **关节活动技术**
  - 被动活动技术：①掌指关节的活动；②指骨间关节的活动
  - 主动助力活动技术：常用的有器械练习、滑轮练习和手部训练器等
  - 主动活动技术：患者结合日常生活，自主进行掌指关节及指骨间关节的活动

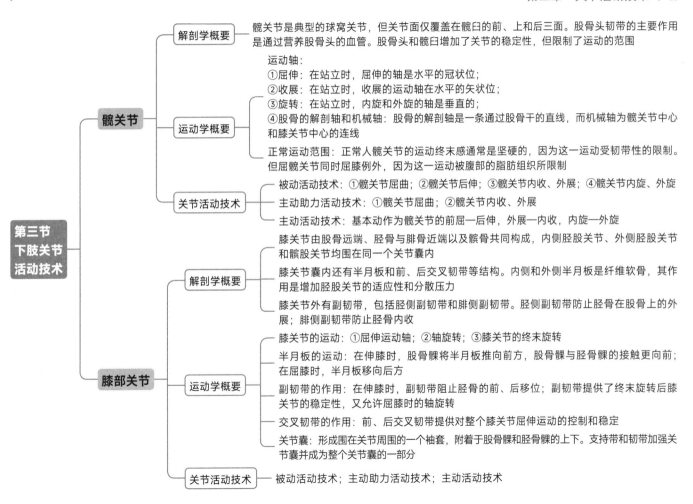

第三节 下肢关节活动技术

髋关节

解剖学概要：髋关节是典型的球窝关节，但关节面仅覆盖在髋臼的前、上和后三面。股骨头韧带的主要作用是通过营养股骨头的血管。股骨头和髋臼增加了关节的稳定性，但限制了运动的范围

运动学概要：
运动轴：
①屈伸：在站立时，屈伸的轴是水平的冠状位；
②收展：在站立时，收展的运动轴在水平的矢状位；
③旋转：在站立时，内旋和外旋的轴是垂直的；
④股骨的解剖轴和机械轴：股骨的解剖轴是一条通过股骨干的直线，而机械轴为髋关节中心和膝关节中心的连线

正常运动范围：正常人髋关节的运动终末感通常是坚硬的，因为这一运动受韧带性的限制。但屈髋关节同时屈膝例外，因为这一运动被腹部的脂肪组织所限制

关节活动技术：
被动活动技术：①髋关节屈曲；②髋关节后伸；③髋关节内收、外展；④髋关节内旋、外旋
主动助力活动技术：①髋关节屈曲；②髋关节内收、外展
主动活动技术：基本动作为髋关节的前屈—后伸，外展—内收，内旋—外旋

膝部关节

解剖学概要：
膝关节由股骨远端、胫骨与腓骨近端以及髌骨共同构成，内侧胫股关节、外侧胫股关节和髌股关节均围在同一个关节囊内

膝关节囊内还有半月板和前、后交叉韧带等结构。内侧和外侧半月板是纤维软骨，其作用是增加胫股关节的适应性和分散压力

膝关节外有副韧带，包括胫侧副韧带和腓侧副韧带。胫侧副韧带防止胫骨在股骨上的外展；腓侧副韧带防止胫骨内收

运动学概要：
膝关节的运动：①屈伸运动轴；②轴旋转；③膝关节的终末旋转

半月板的运动：在伸膝时，股骨髁将半月板推向前方，股骨髁与胫骨髁的接触更向前；在屈膝时，半月板移向后方

副韧带的作用：在伸膝时，副韧带阻止胫骨的前、后移位；副韧带提供了终末旋转后膝关节的稳定性，又允许屈膝时的轴旋转

交叉韧带的作用：前、后交叉韧带提供对整个膝关节屈伸运动的控制和稳定

关节囊：形成围在关节周围的一个袖套，附着于股骨髁和胫骨髁的上下。支持带和韧带加强关节囊并成为整个关节囊的一部分

关节活动技术：被动活动技术；主动助力活动技术；主动活动技术

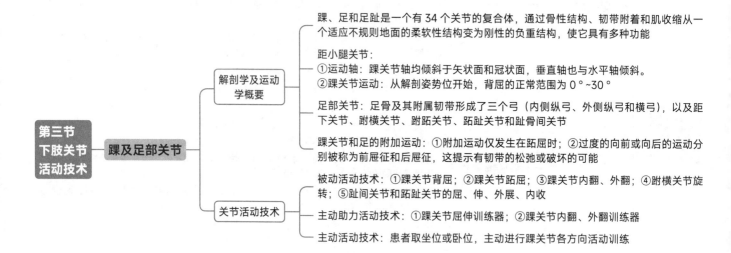

第三节
下肢关节
活动技术

踝及足部关节

解剖学及运动学概要

踝、足和足趾是一个有 34 个关节的复合体，通过骨性结构、韧带附着和肌收缩从一个适应不规则地面的柔软性结构变为刚性的负重结构，使它具有多种功能

距小腿关节：
①运动轴：踝关节轴均倾斜于矢状面和冠状面，垂直轴也与水平轴倾斜。
②踝关节运动：从解剖姿势位开始，背屈的正常范围为 0°~30°

足部关节：足骨及其附属韧带形成了三个弓（内侧纵弓、外侧纵弓和横弓），以及距下关节、跗横关节、跗跖关节、跖趾关节和趾骨间关节

踝关节和足的附加运动：①附加运动仅发生在跖屈时；②过度的向前或向后的运动分别被称为前屉征和后屉征，这提示有韧带的松弛或破坏的可能

关节活动技术

被动活动技术：①踝关节背屈；②踝关节跖屈；③踝关节内翻、外翻；④跗横关节旋转；⑤趾间关节和跖趾关节的屈、伸、外展、内收

主动助力活动技术：①踝关节屈伸训练器；②踝关节内翻、外翻训练器

主动活动技术：患者取坐位或卧位，主动进行踝关节各方向活动训练

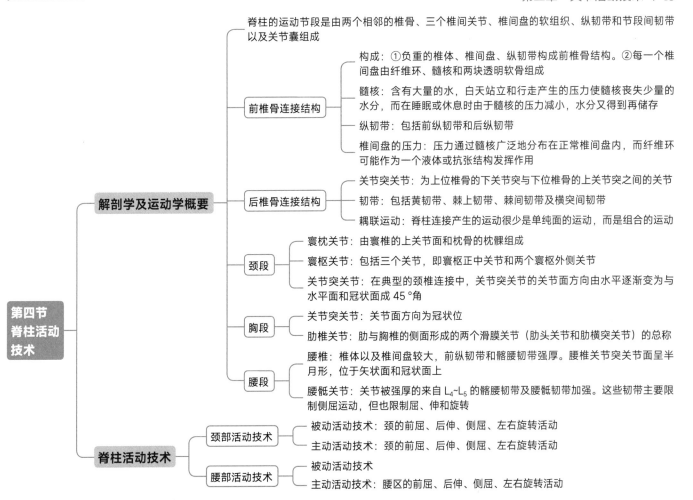

脊柱的运动节段是由两个相邻的椎骨、三个椎间关节、椎间盘的软组织、纵韧带和节段间韧带以及关节囊组成

前椎骨连接结构
- 构成：①负重的椎体、椎间盘、纵韧带构成前椎骨结构。②每一个椎间盘由纤维环、髓核和两块透明软骨组成
- 髓核：含有大量的水，白天站立和行走产生的压力使髓核丧失少量的水分，而在睡眠或休息时由于髓核的压力减小，水分又得到再储存
- 纵韧带：包括前纵韧带和后纵韧带
- 椎间盘的压力：压力通过髓核广泛地分布在正常椎间盘内，而纤维环可能作为一个液体或抗张结构发挥作用

后椎骨连接结构
- 关节突关节：为上位椎骨的下关节突与下位椎骨的上关节突之间的关节
- 韧带：包括黄韧带、棘上韧带、棘间韧带及横突间韧带
- 耦联运动：脊柱连接产生的运动很少是单纯面的运动，而是组合的运动

颈段
- 寰枕关节：由寰椎的上关节面和枕骨的枕髁组成
- 寰枢关节：包括三个关节，即寰枢正中关节和两个寰枢外侧关节
- 关节突关节：在典型的颈椎连接中，关节突关节的关节面方向由水平逐渐变为与水平面和冠状面成 45°角

胸段
- 关节突关节：关节面方向为冠状位
- 肋椎关节：肋与胸椎的侧面形成的两个滑膜关节（肋头关节和肋横突关节）的总称

腰段
- 腰椎：椎体以及椎间盘较大，前纵韧带和髂腰韧带强厚。腰椎关节突关节面呈半月形，位于矢状面和冠状面上
- 腰骶关节：关节被强厚的来自 L_4~L_5 的髂腰韧带及腰骶韧带加强。这些韧带主要限制侧屈运动，但也限制屈、伸和旋转

解剖学及运动学概要

第四节 脊柱活动技术

脊柱活动技术

颈部活动技术
- 被动活动技术：颈的前屈、后伸、侧屈、左右旋转活动
- 主动活动技术：颈的前屈、后伸、侧屈、左右旋转活动

腰部活动技术
- 被动活动技术
- 主动活动技术：腰区的前屈、后伸、侧屈、左右旋转活动

📋 第三章　体位转移技术

重点掌握

1. 偏瘫患者的体位转移技术
2. 四肢瘫患者的体位转移技术

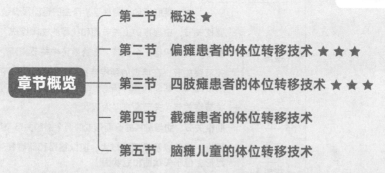

章节概览

- 第一节　概述 ★
- 第二节　偏瘫患者的体位转移技术 ★ ★ ★
- 第三节　四肢瘫患者的体位转移技术 ★ ★ ★
- 第四节　截瘫患者的体位转移技术
- 第五节　脑瘫儿童的体位转移技术

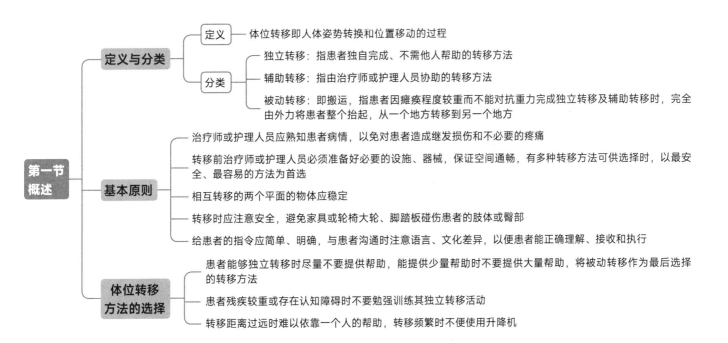

第一节 概述

- **定义与分类**
  - **定义** —— 体位转移即人体姿势转换和位置移动的过程
  - **分类**
    - 独立转移：指患者独自完成、不需他人帮助的转移方法
    - 辅助转移：指由治疗师或护理人员协助的转移方法
    - 被动转移：即搬运，指患者因瘫痪程度较重而不能对抗重力完成独立转移及辅助转移时，完全由外力将患者整个抬起，从一个地方转移到另一个地方

- **基本原则**
  - 治疗师或护理人员应熟知患者病情，以免对患者造成继发损伤和不必要的疼痛
  - 转移前治疗师或护理人员必须准备好必要的设施、器械，保证空间通畅，有多种转移方法可供选择时，以最安全、最容易的方法为首选
  - 相互转移的两个平面的物体应稳定
  - 转移时应注意安全，避免家具或轮椅大轮、脚踏板碰伤患者的肢体或臀部
  - 给患者的指令应简单、明确，与患者沟通时注意语言、文化差异，以便患者能正确理解、接收和执行

- **体位转移方法的选择**
  - 患者能够独立转移时尽量不要提供帮助，能提供少量帮助时不要提供大量帮助，将被动转移作为最后选择的转移方法
  - 患者残疾较重或存在认知障碍时不要勉强训练其独立转移活动
  - 转移距离过远时难以依靠一个人的帮助，转移频繁时不便使用升降机

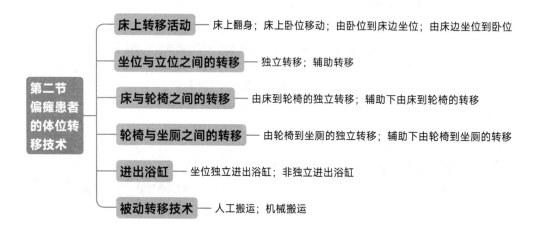

第二节
偏瘫患者
的体位转
移技术

床上转移活动 —— 床上翻身；床上卧位移动；由卧位到床边坐位；由床边坐位到卧位

坐位与立位之间的转移 —— 独立转移；辅助转移

床与轮椅之间的转移 —— 由床到轮椅的独立转移；辅助下由床到轮椅的转移

轮椅与坐厕之间的转移 —— 由轮椅到坐厕的独立转移；辅助下由轮椅到坐厕的转移

进出浴缸 —— 坐位独立进出浴缸；非独立进出浴缸

被动转移技术 —— 人工搬运；机械搬运

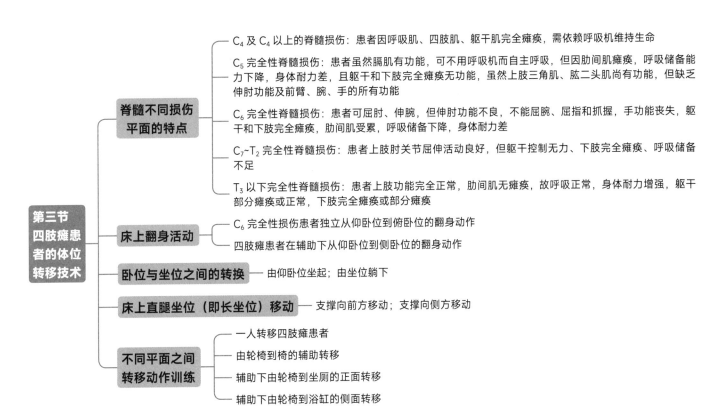

第三节
四肢瘫患者的体位转移技术

脊髓不同损伤平面的特点

C_4 及 C_4 以上的脊髓损伤：患者因呼吸肌、四肢肌、躯干肌完全瘫痪，需依赖呼吸机维持生命

C_5 完全性脊髓损伤：患者虽然膈肌有功能，可不用呼吸机而自主呼吸，但因肋间肌瘫痪，呼吸储备能力下降，身体耐力差，且躯干和下肢完全瘫痪无功能，虽然上肢三角肌、肱二头肌尚有功能，但缺乏伸肘功能及前臂、腕、手的所有功能

C_6 完全性脊髓损伤：患者可屈肘、伸腕，但伸肘功能不良，不能屈腕、屈指和抓握，手功能丧失，躯干和下肢完全瘫痪，肋间肌受累，呼吸储备下降，身体耐力差

C_7~T_2 完全性脊髓损伤：患者上肢肘关节屈伸活动良好，但躯干控制无力、下肢完全瘫痪、呼吸储备不足

T_3 以下完全性脊髓损伤：患者上肢功能完全正常，肋间肌无瘫痪，故呼吸正常，身体耐力增强，躯干部分瘫痪或正常，下肢完全瘫痪或部分瘫痪

床上翻身活动

C_6 完全性损伤患者独立从仰卧位到俯卧位的翻身动作

四肢瘫患者在辅助下从仰卧位到侧卧位的翻身动作

卧位与坐位之间的转换 —— 由仰卧位坐起；由坐位躺下

床上直腿坐位（即长坐位）移动 —— 支撑向前方移动；支撑向侧方移动

不同平面之间转移动作训练

一人转移四肢瘫患者

由轮椅到椅的辅助转移

辅助下由轮椅到坐厕的正面转移

辅助下由轮椅到浴缸的侧面转移

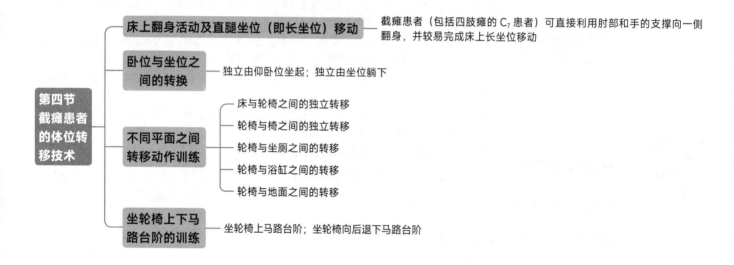

床上翻身活动及直腿坐位（即长坐位）移动 —— 截瘫患者（包括四肢瘫的 C_7 患者）可直接利用肘部和手的支撑向一侧翻身，并较易完成床上长坐位移动

第四节 截瘫患者的体位转移技术

卧位与坐位之间的转换 —— 独立由仰卧位坐起；独立由坐位躺下

不同平面之间转移动作训练
- 床与轮椅之间的独立转移
- 轮椅与椅之间的独立转移
- 轮椅与坐厕之间的转移
- 轮椅与浴缸之间的转移
- 轮椅与地面之间的转移

坐轮椅上下马路台阶的训练 —— 坐轮椅上马路台阶；坐轮椅向后退下马路台阶

第五节
脑瘫儿童的体位转移技术
├─ 日常活动中的体位转移技术
│   ├─ 从仰卧位到俯卧位（翻身）
│   │   ├─ 正常小儿翻身的顺序：①由头部开始，即头部—肩胛带—骨盆；②从骨盆开始，即骨盆—肩胛带—头部
│   │   └─ 仰卧位向侧卧位转移；仰卧位到俯卧位转移；Bobath 球上翻身训练
│   ├─ 辅助下从仰卧位到坐起 ── 仰卧位拉起至坐位；仰卧位侧方坐起
│   ├─ 从坐位至站立位的转换
│   └─ 从跪位至站立位的转换
└─ 脑瘫儿童的抱法
    ├─ 基本原则 ── 保持良肢位；避免异常姿势反射；注意控制头部
    └─ 脑瘫儿童扶抱方法
        ├─ 将小儿下肢分开，骑坐在前臂，让双腿分开并外旋，双手抬起肩部使之内旋，从而控制肩部
        └─ 帮小儿呈对称姿势，使其髋、膝关节屈曲，头竖直，背部依靠在抱者胸前，躯干伸展。避免出现头过伸、躯干稳定性差和上肢非对称模式

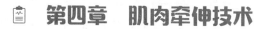

第四章 肌肉牵伸技术

重点掌握

1. 概述中有关牵伸的知识点
2. 具体的操作技术

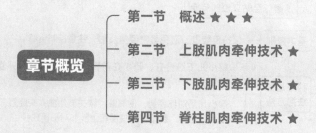

章节概览

- 第一节 概述 ★ ★ ★
- 第二节 上肢肌肉牵伸技术 ★
- 第三节 下肢肌肉牵伸技术 ★
- 第四节 脊柱肌肉牵伸技术 ★

定义 —— 牵伸技术是运用外力拉长短缩或挛缩的软组织，做关节活动范围内的轻微超过软组织阻力的运动，恢复关节周围软组织的伸展性、降低肌张力、改善关节活动范围的技术

定义与分类

分类
- 根据牵伸力量的来源，牵伸可分为手法牵伸、器械牵伸和自我牵伸
- 根据牵伸肌群，牵伸可分为屈肌群牵伸和伸肌群牵伸
- 根据牵伸强度，牵伸可分为低强度牵伸和高强度牵伸
- 根据牵伸力量来源和参与方式，牵伸可分为被动牵伸、主动牵伸和神经肌肉抑制技术
- 根据牵伸时间，牵伸可分为长时间牵伸和短时间牵伸，持续牵伸和间歇牵伸
- 根据牵伸部位，牵伸可分为脊柱牵伸和四肢牵伸

第一节 概述

软组织牵伸的解剖生理基础

骨骼肌
- 骨骼肌的物理特性：弹性、伸展性、可塑性、黏滞性
- 骨骼肌的收缩方式：主要分为等张收缩、等长收缩和等速收缩。其中，等张收缩又分为等张向心性收缩和等张离心性收缩，等速收缩也分为等速向心性收缩和等速离心性收缩
- 影响骨骼肌收缩效能的因素：前负荷、后负荷和肌肉内在特性等

肌腱与周围组织
- 肌腱：主要由平行致密的胶原纤维构成，色白、强韧，但无收缩功能，位于肌腹的两端，肌肉借助肌腱附着于骨骼
- 关节囊和韧带：①关节囊由纤维结缔组织膜构成，分两层，外层为纤维膜，内层为滑膜层；②韧带是连接骨与骨的致密结缔组织纤维束，能够加强关节的稳定性，限制关节过度运动

肌梭与腱器官
- 肌梭：感受牵拉刺激的梭形装置，附着在梭外肌纤维旁，与其平行排列
- 腱器官：牵张感受装置，分布于肌腱胶原纤维之间，与梭外肌纤维呈串联关系

牵伸的作用 —— ①改善关节活动范围；②防止组织发生不可逆性挛缩；③调整肌张力，提高肌肉的兴奋性；④防治粘连，缓解疼痛；⑤预防软组织损伤

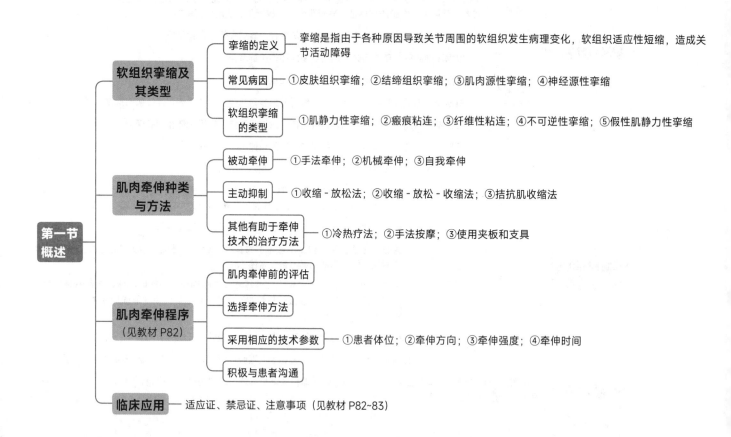

第一节 概述

软组织挛缩及其类型
- 挛缩的定义 —— 挛缩是指由于各种原因导致关节周围的软组织发生病理变化，软组织适应性短缩，造成关节活动障碍
- 常见病因 —— ①皮肤组织挛缩；②结缔组织挛缩；③肌肉源性挛缩；④神经源性挛缩
- 软组织挛缩的类型 —— ①肌静力性挛缩；②瘢痕粘连；③纤维性粘连；④不可逆性挛缩；⑤假性肌静力性挛缩

肌肉牵伸种类与方法
- 被动牵伸 —— ①手法牵伸；②机械牵伸；③自我牵伸
- 主动抑制 —— ①收缩 - 放松法；②收缩 - 放松 - 收缩法；③拮抗肌收缩法
- 其他有助于牵伸技术的治疗方法 —— ①冷热疗法；②手法按摩；③使用夹板和支具

肌肉牵伸程序（见教材 P82）
- 肌肉牵伸前的评估
- 选择牵伸方法
- 采用相应的技术参数 —— ①患者体位；②牵伸方向；③牵伸强度；④牵伸时间
- 积极与患者沟通

临床应用 —— 适应证、禁忌证、注意事项（见教材 P82~83）

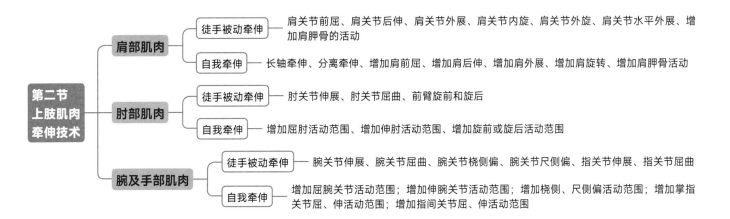

第二节 上肢肌肉牵伸技术

肩部肌肉
- 徒手被动牵伸 —— 肩关节前屈、肩关节后伸、肩关节外展、肩关节内旋、肩关节外旋、肩关节水平外展、增加肩胛骨的活动
- 自我牵伸 —— 长轴牵伸、分离牵伸、增加肩前屈、增加肩后伸、增加肩外展、增加肩旋转、增加肩胛骨活动

肘部肌肉
- 徒手被动牵伸 —— 肘关节伸展、肘关节屈曲、前臂旋前和旋后
- 自我牵伸 —— 增加屈肘活动范围、增加伸肘活动范围、增加旋前或旋后活动范围

腕及手部肌肉
- 徒手被动牵伸 —— 腕关节伸展、腕关节屈曲、腕关节桡侧偏、腕关节尺侧偏、指关节伸展、指关节屈曲
- 自我牵伸 —— 增加屈腕关节活动范围；增加伸腕关节活动范围；增加桡侧、尺侧偏活动范围；增加掌指关节屈、伸活动范围；增加指间关节屈、伸活动范围

第三节
下肢肌肉
牵伸技术

髋部肌肉
- 徒手被动牵伸 —— 屈膝时髋关节屈曲、伸膝时髋关节屈曲、髋关节后伸、伸髋伴屈膝、髋关节外展、髋关节内收、髋关节外旋、髋关节内旋
- 自我牵伸 —— 增加屈髋活动范围；增加伸髋活动范围；增加交叉伸屈髋活动范围；增加髋内收、外展活动范围

膝部肌肉
- 徒手被动牵伸 —— 膝关节屈曲、膝关节伸直
- 自我牵伸 —— 增加伸膝活动范围、增加屈膝活动范围

踝与足部肌肉
- 徒手被动牵伸 —— 踝关节背伸、踝关节跖屈、踝关节内翻、踝关节外翻、足趾屈伸
- 自我牵伸 —— 增加踝背伸活动范围

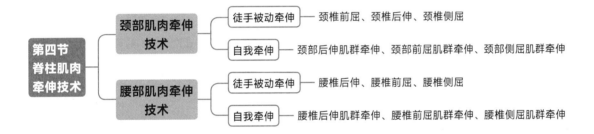

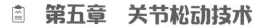

第五章　关节松动技术

重点掌握

1. 概述中的所有内容，尤其是手法等级、治疗作用和禁忌证

2. 各关节松动技术的具体实操

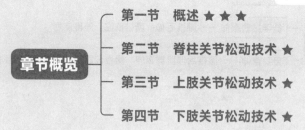

章节概览

第一节　概述 ★ ★ ★

第二节　脊柱关节松动技术 ★

第三节　上肢关节松动技术 ★

第四节　下肢关节松动技术 ★

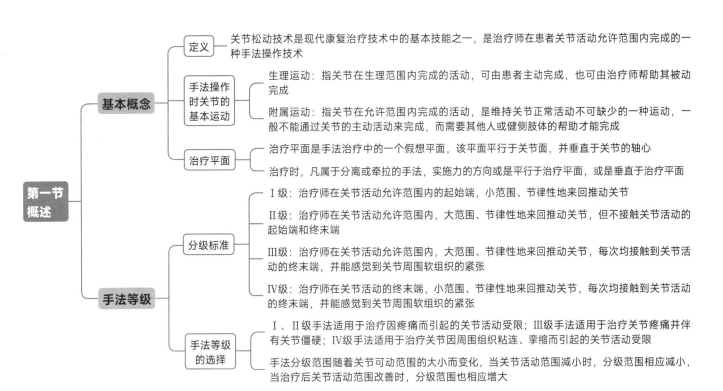

第一节 概述

基本概念

- **定义**：关节松动技术是现代康复治疗技术中的基本技能之一，是治疗师在患者关节活动允许范围内完成的一种手法操作技术

- **手法操作时关节的基本运动**
  - 生理运动：指关节在生理范围内完成的活动，可由患者主动完成，也可由治疗师帮助其被动完成
  - 附属运动：指关节在允许范围内完成的活动，是维持关节正常活动不可缺少的一种运动，一般不能通过关节的主动活动来完成，而需要其他人或健侧肢体的帮助才能完成

- **治疗平面**
  - 治疗平面是手法治疗中的一个假想平面，该平面平行于关节面，并垂直于关节的轴心
  - 治疗时，凡属于分离或牵拉的手法，实施力的方向或是平行于治疗平面，或是垂直于治疗平面

手法等级

- **分级标准**
  - Ⅰ级：治疗师在关节活动允许范围内的起始端，小范围、节律性地来回推动关节
  - Ⅱ级：治疗师在关节活动允许范围内，大范围、节律性地来回推动关节，但不接触关节活动的起始端和终末端
  - Ⅲ级：治疗师在关节活动允许范围内，大范围、节律性地来回推动关节，每次均接触到关节活动的终末端，并能感觉到关节周围软组织的紧张
  - Ⅳ级：治疗师在关节活动的终末端，小范围、节律性地来回推动关节，每次均接触到关节活动的终末端，并能感觉到关节周围软组织的紧张

- **手法等级的选择**
  - Ⅰ、Ⅱ级手法适用于治疗因疼痛而引起的关节活动受限；Ⅲ级手法适用于治疗关节疼痛并伴有关节僵硬；Ⅳ级手法适用于治疗关节因周围组织粘连、挛缩而引起的关节活动受限
  - 手法分级范围随着关节可动范围的大小而变化，当关节活动范围减小时，分级范围相应减小，当治疗后关节活动范围改善时，分级范围也相应增大

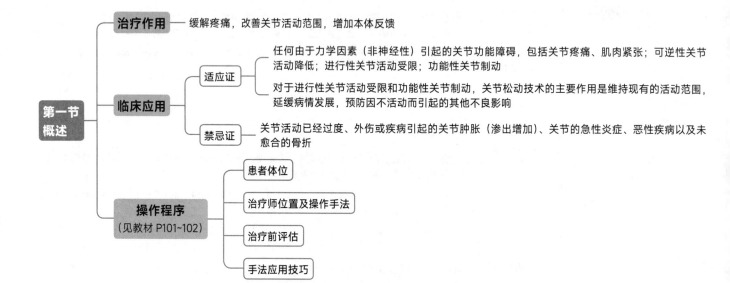

第一节 概述

- **治疗作用** —— 缓解疼痛,改善关节活动范围,增加本体反馈

- **临床应用**
  - **适应证**
    - 任何由于力学因素(非神经性)引起的关节功能障碍,包括关节疼痛、肌肉紧张;可逆性关节活动降低;进行性关节活动受限;功能性关节制动
    - 对于进行性关节活动受限和功能性关节制动,关节松动技术的主要作用是维持现有的活动范围,延缓病情发展,预防因不活动而引起的其他不良影响
  - **禁忌证** —— 关节活动已经过度、外伤或疾病引起的关节肿胀(渗出增加)、关节的急性炎症、恶性疾病以及未愈合的骨折

- **操作程序**
  (见教材 P101~102)
  - 患者体位
  - 治疗师位置及操作手法
  - 治疗前评估
  - 手法应用技巧

第二节
脊柱关节
松动技术

- 颈椎关节
  - 运动学概要 —— 颈椎关节的生理运动包括前屈、后伸、侧屈、旋转运动；附属运动包括相邻颈椎的分离牵引、滑动及旋转
  - 手法 —— 分离牵引、旋转摆动、侧屈摆动、后伸摆动、垂直按压棘突、垂直按压横突、垂直松动椎间关节（操作要领见教材 P103~104）
- 胸椎关节
  - 运动学概要 —— 胸椎关节的生理运动可以前屈 30°、后伸 20°，左右侧屈共 40°，左右旋转共 70°，旋转时合并有侧弯；附属运动包括垂直按压棘突、侧方推棘突、垂直按压横突等
  - 手法 —— 垂直按压棘突、侧方推棘突、垂直按压横突、旋转摆动（操作要领见教材 P104~105）
- 腰椎关节
  - 运动学概要 —— 通过椎间盘的横轴，范围由上到下逐渐增加，腰椎的单独旋转幅度甚小，左右共约 16°；附属运动包括垂直按压棘突、侧方推棘突、垂直按压横突、旋转摆动等
  - 手法 —— 垂直按压棘突、侧方推棘突、垂直按压横突、旋转摆动（操作要领见教材 P105）

肩部关节
- 运动学概要 —— 肩部关节的生理运动包括前屈、后伸，内收、外展（包括水平内收和外展），旋转（包括内旋和外旋）；附属运动包括分离牵引、长轴牵引、挤压、前后向滑动等
- 手法 —— 分离牵引、长轴牵引、上下滑动、外展向足侧滑动、前后向滑动、后前向滑动、外展摆动、侧方滑动、水平内收摆动、后前向转动、内旋摆动、外旋摆动、肩胛胸壁关节松动手法（操作要领见教材 P106~109）

肘部关节
- 运动学概要 —— 肘部关节的生理运动包括屈、伸，桡尺近端关节与桡尺远端关节共同作用可以旋前和旋后；附属运动包括分离牵引、长轴牵引、前后向滑动、后前向滑动、侧方滑动等
- 肱尺关节手法 —— 分离牵引、长轴牵引、侧方滑动、屈肘摆动、伸肘摆动（操作要领见教材 P109~110）
- 肱桡关节手法 —— 分离牵引、长轴牵引、侧方摆动（操作要领见教材 P110）
- 桡尺近端关节手法 —— 长轴牵引、前后向滑动、后前向滑动、前臂转动（操作要领见教材 P111）

腕部关节
- 运动学概要 —— 腕部关节的生理运动包括屈腕（掌屈）、伸腕（背伸）、桡侧偏斜（外展）、尺侧偏斜（内收）、旋转等；附属运动有分离牵引、前后向滑动、后前向滑动、侧方滑动等
- 桡尺远端关节手法 —— 前后向滑动、后前向滑动（操作要领见教材 P112）
- 桡腕关节手法 —— 分离牵引、前后向滑动、后前向滑动、尺侧滑动、桡侧滑动、旋转摆动（操作要领见教材 P112~113）
- 腕骨间关节松动手法 —— 前后向滑动、后前向滑动（操作要领见教材 P113）

手部关节
- 运动学概要 —— 手部关节的生理运动包括屈、伸、内收、外展、拇指对掌等；附属运动包括分离牵引、长轴牵引，以及各方向的滑动等
- 手法 —— 腕掌关节的长轴牵引、掌骨间关节的前向或后前向滑动、掌指关节的分离牵引、掌指关节的长轴牵引、掌指关节的前后向或后前向滑动、掌指关节的侧方滑动、掌指关节的旋转摆动、拇指腕掌关节的长轴牵引、拇指腕掌关节的前后向滑动、拇指腕掌关节的后前向滑动、拇指腕掌关节的尺侧滑动、拇指腕掌关节的桡侧滑动，以及近端指间关节和远端指间关节的分离牵引、长轴牵引、前后向或后前向滑动、侧方滑动、旋转摆动（操作要领见教材 P113~115）

第三节 上肢关节松动技术

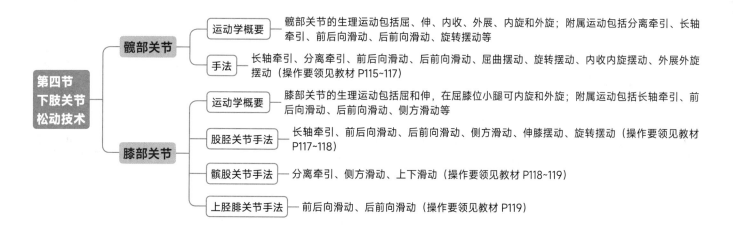

第四节 下肢关节松动技术

髋部关节

运动学概要 — 髋部关节的生理运动包括屈、伸、内收、外展、内旋和外旋；附属运动包括分离牵引、长轴牵引、前后向滑动、后前向滑动、旋转摆动等

手法 — 长轴牵引、分离牵引、前后向滑动、后前向滑动、屈曲摆动、旋转摆动、内收内旋摆动、外展外旋摆动（操作要领见教材 P115~117）

膝部关节

运动学概要 — 膝部关节的生理运动包括屈和伸，在屈膝位小腿可内旋和外旋；附属运动包括长轴牵引、前后向滑动、后前向滑动、侧方滑动等

股胫关节手法 — 长轴牵引、前后向滑动、后前向滑动、侧方滑动、伸膝摆动、旋转摆动（操作要领见教材 P117~118）

髌股关节手法 — 分离牵引、侧方滑动、上下滑动（操作要领见教材 P118~119）

上胫腓关节手法 — 前后向滑动、后前向滑动（操作要领见教材 P119）

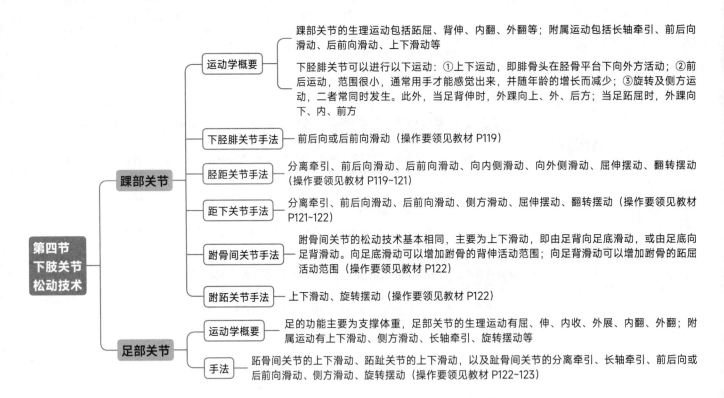

第四节 下肢关节松动技术

踝部关节

- **运动学概要**
  - 踝部关节的生理运动包括跖屈、背伸、内翻、外翻等；附属运动包括长轴牵引、前后向滑动、后前向滑动、上下滑动等
  - 下胫腓关节可以进行以下运动：①上下运动，即腓骨头在胫骨平台下向外方活动；②前后运动，范围很小，通常用手才能感觉出来，并随年龄的增长而减少；③旋转及侧方运动，二者常同时发生。此外，当足背伸时，外踝向上、外、后方；当足跖屈时，外踝向下、内、前方

- **下胫腓关节手法** — 前后向或后前向滑动（操作要领见教材 P119）

- **胫距关节手法** — 分离牵引、前后向滑动、后前向滑动、向内侧滑动、向外侧滑动、屈伸摆动、翻转摆动（操作要领见教材 P119~121）

- **距下关节手法** — 分离牵引、前后向滑动、后前向滑动、侧方滑动、屈伸摆动、翻转摆动（操作要领见教材 P121~122）

- **跗骨间关节手法** — 跗骨间关节的松动技术基本相同，主要为上下滑动，即由足背向足底滑动，或由足底向足背滑动。向足底滑动可以增加跗骨的背伸活动范围；向足背滑动可以增加跗骨的跖屈活动范围（操作要领见教材 P122）

- **跗跖关节手法** — 上下滑动、旋转摆动（操作要领见教材 P122）

足部关节

- **运动学概要** — 足的功能主要为支撑体重，足部关节的生理运动有屈、伸、内收、外展、内翻、外翻；附属运动有上下滑动、侧方滑动、长轴牵引、旋转摆动等

- **手法** — 跖骨间关节的上下滑动、跖趾关节的上下滑动，以及趾骨间关节的分离牵引、长轴牵引、前后向或后前向滑动、侧方滑动、旋转摆动（操作要领见教材 P122~123）

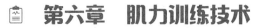

第六章　肌力训练技术

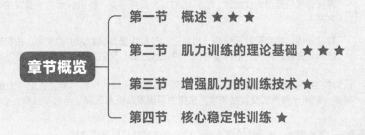

章节概览

第一节　概述 ★ ★ ★

第二节　肌力训练的理论基础 ★ ★ ★

第三节　增强肌力的训练技术 ★

第四节　核心稳定性训练 ★

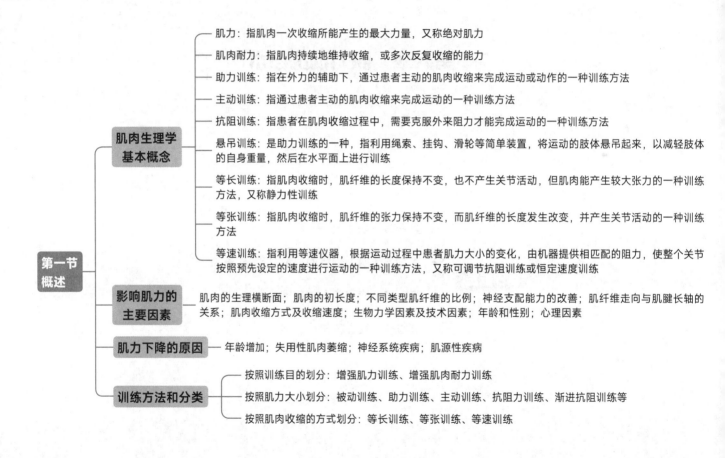

第一节 概述

肌肉生理学基本概念

— 肌力：指肌肉一次收缩所能产生的最大力量，又称绝对肌力

— 肌肉耐力：指肌肉持续地维持收缩，或多次反复收缩的能力

— 助力训练：指在外力的辅助下，通过患者主动的肌肉收缩来完成运动或动作的一种训练方法

— 主动训练：指通过患者主动的肌肉收缩来完成运动的一种训练方法

— 抗阻训练：指患者在肌肉收缩过程中，需要克服外来阻力才能完成运动的一种训练方法

悬吊训练：是助力训练的一种，指利用绳索、挂钩、滑轮等简单装置，将运动的肢体悬吊起来，以减轻肢体的自身重量，然后在水平面上进行训练

等长训练：指肌肉收缩时，肌纤维的长度保持不变，也不产生关节活动，但肌肉能产生较大张力的一种训练方法，又称静力性训练

等张训练：指肌肉收缩时，肌纤维的张力保持不变，而肌纤维的长度发生改变，并产生关节活动的一种训练方法

等速训练：指利用等速仪器，根据运动过程中患者肌力大小的变化，由机器提供相匹配的阻力，使整个关节按照预先设定的速度进行运动的一种训练方法，又称可调节抗阻训练或恒定速度训练

影响肌力的主要因素

肌肉的生理横断面；肌肉的初长度；不同类型肌纤维的比例；神经支配能力的改善；肌纤维走向与肌腱长轴的关系；肌肉收缩方式及收缩速度；生物力学因素及技术因素；年龄和性别；心理因素

肌力下降的原因

— 年龄增加；失用性肌肉萎缩；神经系统疾病；肌源性疾病

训练方法和分类

— 按照训练目的划分：增强肌力训练、增强肌肉耐力训练

— 按照肌力大小划分：被动训练、助力训练、主动训练、抗阻力训练、渐进抗阻训练等

— 按照肌肉收缩的方式划分：等长训练、等张训练、等速训练

第二节 肌力训练的理论基础

基本原理

抗阻训练
施加阻力是增强肌力的重要因素。当肌力在 3 级以上时，应考虑采用抗阻训练，只有这样才能达到增强肌力的目的

超量恢复
超量恢复指肌肉或肌群经过适当的训练后，产生适度的疲劳

在疲劳恢复阶段，训练过程中消耗的能源物质、收缩蛋白、酶蛋白恢复到运动前水平；在超量恢复阶段，这些物质继续上升并超过运动前水平，然后又逐渐降到运动前水平

适度疲劳和适宜频度
肌肉训练时要引起肌肉的适度疲劳，因为无明显的肌肉疲劳也就无超量恢复出现

肌肉训练要掌握适宜的训练频度，尽量使后一次训练在前一次训练后的超量恢复阶段内进行

肌力训练的基本方法

传递神经冲动训练
适用于中枢和周围神经损伤导致的肌肉失神经支配的患者，肌肉失用、瘫痪，肌力 0~1 级，如脑卒中后软瘫期、正中神经损伤后腕、手部肌肉瘫痪等

助力训练
适用于肌力 1~3 级的患者。患者的肌力较弱，无法独立抗重产生自主运动，可在治疗师或康复器具的辅助下开展训练，逐步增强肌力

悬吊训练
属于助力训练，主要适用于肌力 1~3 级的患者

主动训练
适用于肌力达 3 级以上的患者。根据患者的实际情况，调整训练的强度、频次和间歇

抗阻训练
适用于肌力 4~5 级，能克服重力和外来阻力完成活动的患者

等长训练
根据肌力的恢复程度，肌力 2~5 级的患者可进行等长收缩运动训练

等张训练
无须限制活动的患者，均可进行等张收缩运动训练

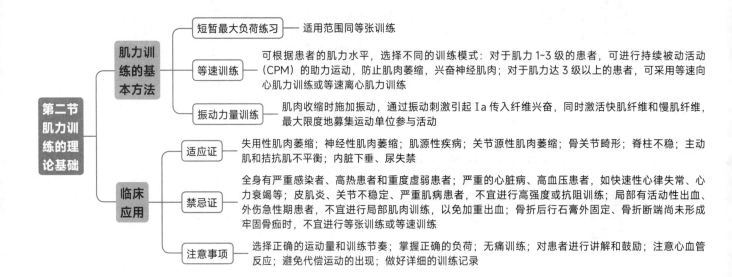

第二节
肌力训
练的理
论基础

肌力训练的基本方法
- 短暂最大负荷练习 —— 适用范围同等张训练
- 等速训练 —— 可根据患者的肌力水平，选择不同的训练模式：对于肌力 1~3 级的患者，可进行持续被动活动（CPM）的助力运动，防止肌肉萎缩，兴奋神经肌肉；对于肌力达 3 级以上的患者，可采用等速向心肌力训练或等速离心肌力训练
- 振动力量训练 —— 肌肉收缩时施加振动，通过振动刺激引起Ⅰa传入纤维兴奋，同时激活快肌纤维和慢肌纤维，最大限度地募集运动单位参与活动

临床应用
- 适应证 —— 失用性肌肉萎缩；神经性肌肉萎缩；肌源性疾病；关节源性肌肉萎缩；骨关节畸形；脊柱不稳；主动肌和拮抗肌不平衡；内脏下垂、尿失禁
- 禁忌证 —— 全身有严重感染者、高热患者和重度虚弱患者；严重的心脏病、高血压患者，如快速性心律失常、心力衰竭等；皮肌炎、关节不稳定、严重肌病患者，不宜进行高强度或抗阻训练；局部有活动性出血、外伤急性期患者，不宜进行局部肌肉训练，以免加重出血；骨折后行石膏外固定、骨折断端尚未形成牢固骨痂时，不宜进行等张训练或等速训练
- 注意事项 —— 选择正确的运动量和训练节奏；掌握正确的负荷；无痛训练；对患者进行讲解和鼓励；注意心血管反应；避免代偿运动的出现；做好详细的训练记录

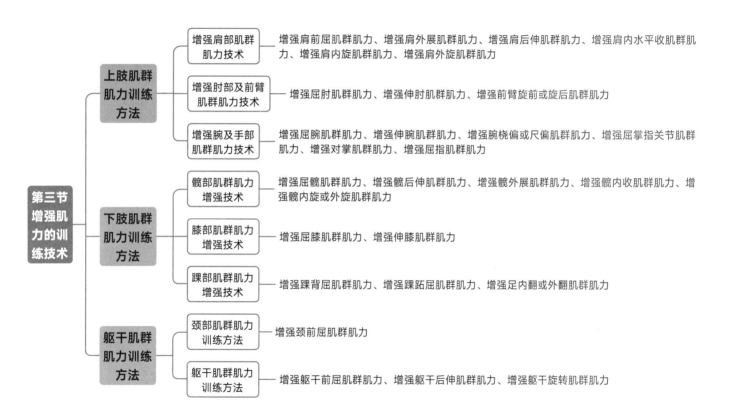

第三节 增强肌力的训练技术

上肢肌群肌力训练方法

增强肩部肌群肌力技术：增强肩前屈肌群肌力、增强肩外展肌群肌力、增强肩后伸肌群肌力、增强肩内水平收肌群肌力、增强肩内旋肌群肌力、增强肩外旋肌群肌力

增强肘部及前臂肌群肌力技术：增强屈肘肌群肌力、增强伸肘肌群肌力、增强前臂旋前或旋后肌群肌力

增强腕及手部肌群肌力技术：增强屈腕肌群肌力、增强伸腕肌群肌力、增强腕桡偏或尺偏肌群肌力、增强屈掌指关节肌群肌力、增强对掌肌群肌力、增强屈指肌群肌力

下肢肌群肌力训练方法

髋部肌群肌力增强技术：增强屈髋肌群肌力、增强髋后伸肌群肌力、增强髋外展肌群肌力、增强髋内收肌群肌力、增强髋内旋或外旋肌群肌力

膝部肌群肌力增强技术：增强屈膝肌群肌力、增强伸膝肌群肌力

踝部肌群肌力增强技术：增强踝背屈肌群肌力、增强踝跖屈肌群肌力、增强足内翻或外翻肌群肌力

躯干肌群肌力训练方法

颈部肌群肌力训练方法：增强颈前屈肌群肌力

躯干肌群肌力训练方法：增强躯干前屈肌群肌力、增强躯干后伸肌群肌力、增强躯干旋转肌群肌力

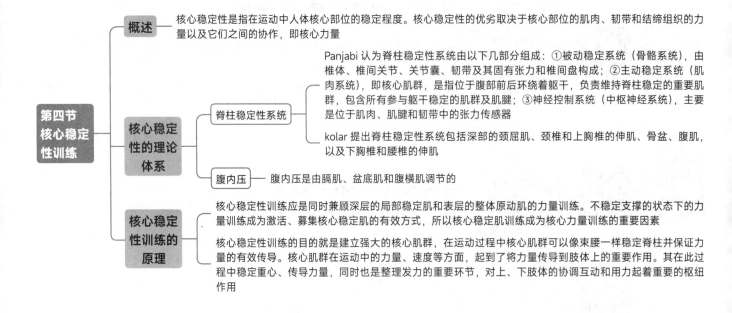

概述 核心稳定性是指在运动中人体核心部位的稳定程度。核心稳定性的优劣取决于核心部位的肌肉、韧带和结缔组织的力量以及它们之间的协作，即核心力量

第四节 核心稳定性训练

核心稳定性的理论体系

脊柱稳定性系统
Panjabi 认为脊柱稳定性系统由以下几部分组成：①被动稳定系统（骨骼系统），由椎体、椎间关节、关节囊、韧带及其固有张力和椎间盘构成；②主动稳定系统（肌肉系统），即核心肌群，是指位于腹部前后环绕着躯干，负责维持脊柱稳定的重要肌群，包含所有参与躯干稳定的肌群及肌腱；③神经控制系统（中枢神经系统），主要是位于肌肉、肌腱和韧带中的张力传感器

kolar 提出脊柱稳定性系统包括深部的颈屈肌、颈椎和上胸椎的伸肌、骨盆、腹肌，以及下胸椎和腰椎的伸肌

腹内压 腹内压是由膈肌、盆底肌和腹横肌调节的

核心稳定性训练的原理
核心稳定性训练应是同时兼顾深层的局部稳定肌和表层的整体原动肌的力量训练。不稳定支撑的状态下的力量训练成为激活、募集核心稳定肌的有效方式，所以核心稳定肌训练成为核心力量训练的重要因素

核心稳定性训练的目的就是建立强大的核心肌群，在运动过程中核心肌群可以像束腰一样稳定脊柱并保证力量的有效传导。核心肌群在运动中的力量、速度等方面，起到了将力量传导到肢体上的重要作用。其在此过程中稳定重心、传导力量，同时也是整理发力的重要环节，对上、下肢体的协调互动和用力起着重要的枢纽作用

第四节
核心稳定
性训练

核心稳定性的临床应用
- 体育训练
- 脑卒中康复治疗
- 脑瘫康复治疗
- 下腰背痛的康复

核心稳定性训练的操作方法
- 桥式运动 —— 常见的方式有背桥运动、腹桥运动、侧桥运动
- 其他徒手训练的动作 —— 腹横肌训练、背肌训练、旋转肌训练
- 巴氏球核心稳定性训练 —— 俯卧伸展训练、俯卧臂支撑训练、俯卧位蹬球训练、巴氏球腹部卷曲训练、架桥球上腹部斜向弯曲训练

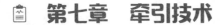 # 第七章　牵引技术

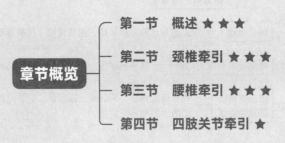

章节概览
- 第一节　概述 ★★★
- 第二节　颈椎牵引 ★★★
- 第三节　腰椎牵引 ★★★
- 第四节　四肢关节牵引 ★

重点掌握
1. 概述
2. 颈椎牵引
3. 腰椎牵引

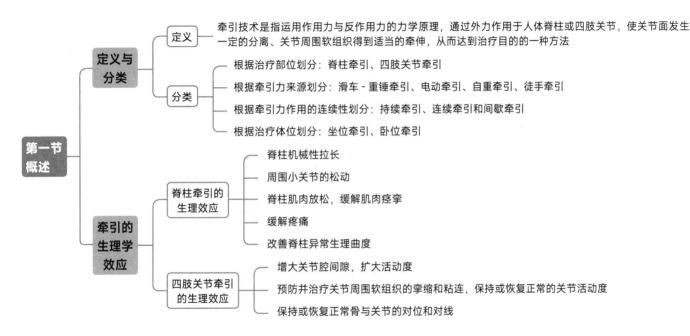

第一节 概述

定义与分类
- 定义：牵引技术是指运用作用力与反作用力的力学原理，通过外力作用于人体脊柱或四肢关节，使关节面发生一定的分离、关节周围软组织得到适当的牵伸，从而达到治疗目的的一种方法
- 分类
  - 根据治疗部位划分：脊柱牵引、四肢关节牵引
  - 根据牵引力来源划分：滑车 - 重锤牵引、电动牵引、自重牵引、徒手牵引
  - 根据牵引力作用的连续性划分：持续牵引、连续牵引和间歇牵引
  - 根据治疗体位划分：坐位牵引、卧位牵引

牵引的生理学效应
- 脊柱牵引的生理效应
  - 脊柱机械性拉长
  - 周围小关节的松动
  - 脊柱肌肉放松，缓解肌肉痉挛
  - 缓解疼痛
  - 改善脊柱异常生理曲度
- 四肢关节牵引的生理效应
  - 增大关节腔间隙，扩大活动度
  - 预防并治疗关节周围软组织的挛缩和粘连，保持或恢复正常的关节活动度
  - 保持或恢复正常骨与关节的对位和对线

第二节 颈椎牵引

- **治疗作用**
  - 增大椎间孔、椎间隙，减轻神经根压迫和刺激，改善血液循环，促进水肿消除
  - 纠正椎间小关节的紊乱，恢复脊柱的正常生理曲度
  - 牵伸挛缩组织，改善脊柱的正常生理功能
  - 恢复颈椎的正常排序

- **牵引方法**
  - 拟定牵引处方时应考虑体位、牵引角度、牵引重量、牵引时间、牵引疗程等因素
  - **机械牵引**
    - 机械牵引包括坐位牵引、卧位牵引和电动颈椎牵引
  - **颈椎徒手牵引**
    - 颈椎徒手牵引分为徒手坐位牵引和徒手卧位牵引
    - 颈椎徒手牵引主要有两个方面的作用：一是治疗作用；二是作为实施牵引前的尝试性手段
  - **颈椎的自我牵引与辅助治疗**
    - 颈椎的自我牵引：针对轻度颈椎病，就医困难的患者，可选择简易家庭牵引设备，但一定需在医生的指导下应用。病人治疗过程中需有人看护，防止意外发生
    - 肌力训练姿势养成：应用牵引可以恢复一部分原有生理曲度和组织供养，但为了从根本上治疗颈、腰椎病，必须纠正日常生活中的劳损样姿势，通过姿势养成、核心肌力训练强化并巩固治疗效果，在运动时使脊柱能维持躯体的稳定，才能做到真正意义上的防止复发
    - 物理因子治疗：用电疗法中的干扰电疗法辅助治疗，通过中频电流作用缓解肌肉紧张，促进血液循环，内生低频电流产生止痛作用。除此之外，石蜡疗法、光疗法、磁疗法也有较好的治疗作用

- **临床应用**
  - **适应证**
    - 各型颈椎病，轻度脊髓型颈椎病（但脊髓受压症状不明显）；颈椎关节功能紊乱；颈部肌肉痉挛、颈椎退行性病变、肌筋膜炎等引起的颈肩部疼痛和麻木；寰枢关节半脱位
  - **禁忌证**
    - 颈椎结构完整性受损害
    - 牵引治疗后症状易加重的疾病
    - 相对禁忌：椎动脉硬化、畸形，心肌梗死恢复期，脑动脉硬化，重度高血压和心脏病患者，以及脊髓型颈椎病脊髓严重受压的患者，应慎用或不主张采取牵引治疗
  - **注意事项**（见教材 P158）

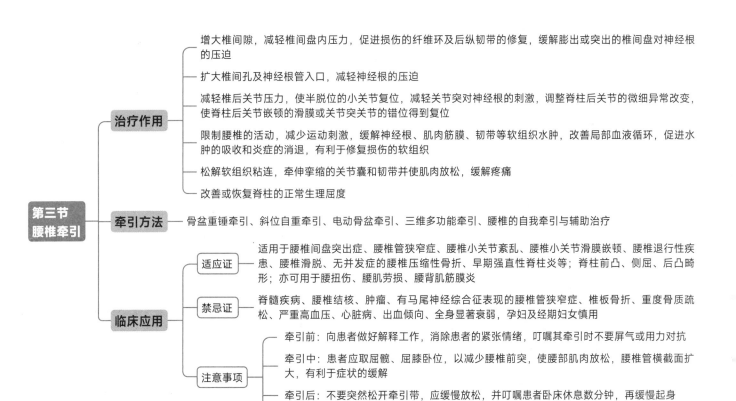

第三节 腰椎牵引

治疗作用
- 增大椎间隙，减轻椎间盘内压力，促进损伤的纤维环及后纵韧带的修复，缓解膨出或突出的椎间盘对神经根的压迫
- 扩大椎间孔及神经根管入口，减轻神经根的压迫
- 减轻椎后关节压力，使半脱位的小关节复位，减轻关节突对神经根的刺激，调整脊柱后关节的微细异常改变，使脊柱后关节嵌顿的滑膜或关节突关节的错位得到复位
- 限制腰椎的活动，减少运动刺激，缓解神经根、肌肉筋膜、韧带等软组织水肿，改善局部血液循环，促进水肿的吸收和炎症的消退，有利于修复损伤的软组织
- 松解软组织粘连，牵伸挛缩的关节囊和韧带并使肌肉放松，缓解疼痛
- 改善或恢复脊柱的正常生理屈度

牵引方法 — 骨盆重锤牵引、斜位自重牵引、电动骨盆牵引、三维多功能牵引、腰椎的自我牵引与辅助治疗

临床应用

- **适应证**：适用于腰椎间盘突出症、腰椎管狭窄症、腰椎小关节紊乱、腰椎小关节滑膜嵌顿、腰椎退行性疾患、腰椎滑脱、无并发症的腰椎压缩性骨折、早期强直性脊柱炎等；脊柱前凸、侧屈、后凸畸形；亦可用于腰扭伤、腰肌劳损、腰背肌筋膜炎

- **禁忌证**：脊髓疾病、腰椎结核、肿瘤、有马尾神经综合征表现的腰椎管狭窄症、椎板骨折、重度骨质疏松、严重高血压、心脏病、出血倾向、全身显著衰弱，孕妇及经期妇女慎用

- **注意事项**
  - 牵引前：向患者做好解释工作，消除患者的紧张情绪，叮嘱其牵引时不要屏气或用力对抗
  - 牵引中：患者应取屈髋、屈膝卧位，以减少腰椎前突，使腰部肌肉放松，腰椎管横截面扩大，有利于症状的缓解
  - 牵引后：不要突然松开牵引带，应缓慢放松，并叮嘱患者卧床休息数分钟，再缓慢起身
  - 牵引反应的处理（见教材 P162）

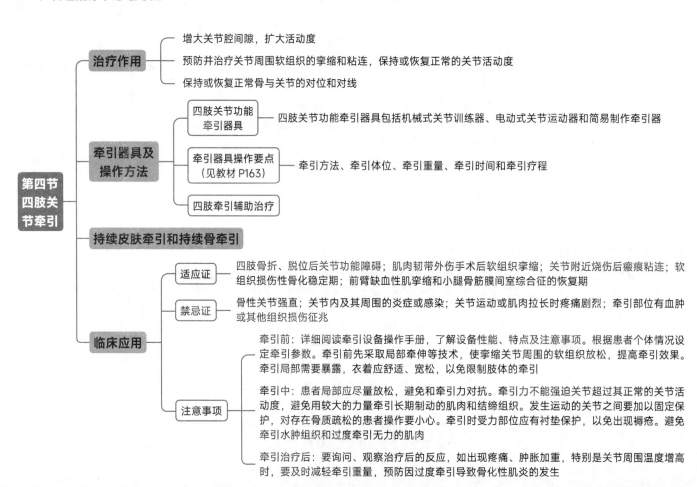

治疗作用
- 增大关节腔间隙，扩大活动度
- 预防并治疗关节周围软组织的挛缩和粘连，保持或恢复正常的关节活动度
- 保持或恢复正常骨与关节的对位和对线

牵引器具及操作方法
- 四肢关节功能牵引器具 — 四肢关节功能牵引器具包括机械式关节训练器、电动式关节运动器和简易制作牵引器
- 牵引器具操作要点（见教材 P163）— 牵引方法、牵引体位、牵引重量、牵引时间和牵引疗程
- 四肢牵引辅助治疗

第四节 四肢关节牵引

持续皮肤牵引和持续骨牵引

临床应用
- 适应证：四肢骨折、脱位后关节功能障碍；肌肉韧带外伤手术后软组织挛缩；关节附近烧伤后瘢痕粘连；软组织损伤性骨化稳定期；前臂缺血性肌挛缩和小腿骨筋膜间室综合征的恢复期
- 禁忌证：骨性关节强直；关节内及其周围的炎症或感染；关节运动或肌肉拉长时疼痛剧烈；牵引部位有血肿或其他组织损伤征兆
- 注意事项：
  - 牵引前：详细阅读牵引设备操作手册，了解设备性能、特点及注意事项。根据患者个体情况设定牵引参数。牵引前先采取局部牵伸等技术，使挛缩关节周围的软组织放松，提高牵引效果。牵引局部需要暴露，衣着应舒适、宽松，以免限制肢体的牵引
  - 牵引中：患者局部应尽量放松，避免和牵引力对抗。牵引力不能强迫关节超过其正常的关节活动度，避免用较大的力量牵引长期制动的肌肉和结缔组织。发生运动的关节之间要加以固定保护，对存在骨质疏松的患者操作要小心。牵引时受力部位应有衬垫保护，以免出现褥疮。避免牵引水肿组织和过度牵引无力的肌肉
  - 牵引治疗后：要询问、观察治疗后的反应，如出现疼痛、肿胀加重，特别是关节周围温度增高时，要及时减轻牵引重量，预防因过度牵引导致骨化性肌炎的发生

📋 第八章　悬吊技术

重点掌握

———

概述中与悬吊相关的知识点

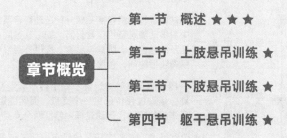

章节概览

— 第一节　概述 ★ ★ ★

— 第二节　上肢悬吊训练 ★

— 第三节　下肢悬吊训练 ★

— 第四节　躯干悬吊训练 ★

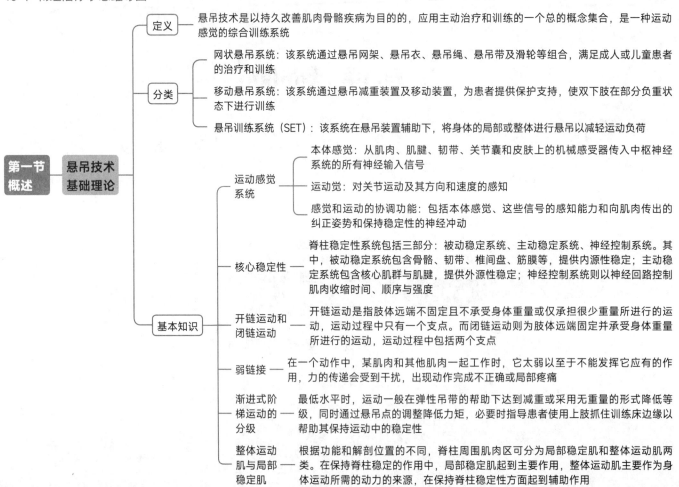

第一节 概述 — 悬吊技术基础理论

定义：悬吊技术是以持久改善肌肉骨骼疾病为目的的，应用主动治疗和训练的一个总的概念集合，是一种运动感觉的综合训练系统

分类
- 网状悬吊系统：该系统通过悬吊网架、悬吊衣、悬吊绳、悬吊带及滑轮等组合，满足成人或儿童患者的治疗和训练
- 移动悬吊系统：该系统通过悬吊减重装置及移动装置，为患者提供保护支持，使双下肢在部分负重状态下进行训练
- 悬吊训练系统（SET）：该系统在悬吊装置辅助下，将身体的局部或整体进行悬吊以减轻运动负荷

基本知识

运动感觉系统
- 本体感觉：从肌肉、肌腱、韧带、关节囊和皮肤上的机械感受器传入中枢神经系统的所有神经输入信号
- 运动觉：对关节运动及其方向和速度的感知
- 感觉和运动的协调功能：包括本体感觉、这些信号的感知能力和向肌肉传出的纠正姿势和保持稳定性的神经冲动

核心稳定性：脊柱稳定性系统包括三部分：被动稳定系统、主动稳定系统、神经控制系统。其中，被动稳定系统包含骨骼、韧带、椎间盘、筋膜等，提供内源性稳定；主动稳定系统包含核心肌群与肌腱，提供外源性稳定；神经控制系统则以神经回路控制肌肉收缩时间、顺序与强度

开链运动和闭链运动：开链运动是指肢体远端不固定且不承受身体重量或仅承担很少重量所进行的运动，运动过程中只有一个支点。而闭链运动则为肢体远端固定并承受身体重量所进行的运动，运动过程中包括两个支点

弱链接：在一个动作中，某肌肉和其他肌肉一起工作时，它太弱以至于不能发挥它应有的作用，力的传递会受到干扰，出现动作完成不正确或局部疼痛

渐进式阶梯运动的分级：最低水平时，运动一般在弹性吊带的帮助下达到减重或采用无重量的形式降低等级，同时通过悬吊点的调整降低力矩，必要时指导患者使用上肢抓住训练床边缘以帮助其保持运动中的稳定性

整体运动肌与局部稳定肌：根据功能和解剖位置的不同，脊柱周围肌肉区可分为局部稳定肌和整体运动肌两类。在保持脊柱稳定的作用中，局部稳定肌起到主要作用，整体运动肌主要作为身体运动所需的动力的来源，在保持脊柱稳定性方面起到辅助作用

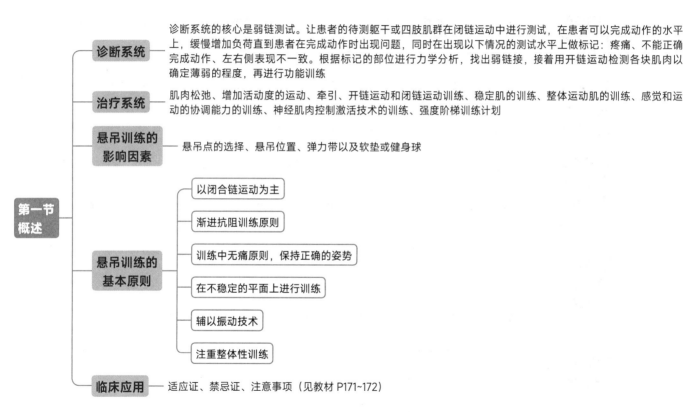

第一节 概述

诊断系统 — 诊断系统的核心是弱链测试。让患者的待测躯干或四肢肌群在闭链运动中进行测试，在患者可以完成动作的水平上，缓慢增加负荷直到患者在完成动作时出现问题，同时在出现以下情况的测试水平上做标记：疼痛、不能正确完成动作、左右侧表现不一致。根据标记的部位进行力学分析，找出弱链接，接着用开链运动检测各块肌肉以确定薄弱的程度，再进行功能训练

治疗系统 — 肌肉松弛、增加活动度的运动、牵引、开链运动和闭链运动训练、稳定肌的训练、整体运动肌的训练、感觉和运动的协调能力的训练、神经肌肉控制激活技术的训练、强度阶梯训练计划

悬吊训练的影响因素 — 悬吊点的选择、悬吊位置、弹力带以及软垫或健身球

悬吊训练的基本原则
- 以闭合链运动为主
- 渐进抗阻训练原则
- 训练中无痛原则，保持正确的姿势
- 在不稳定的平面上进行训练
- 辅以振动技术
- 注重整体性训练

临床应用 — 适应证、禁忌证、注意事项（见教材 P171~172）

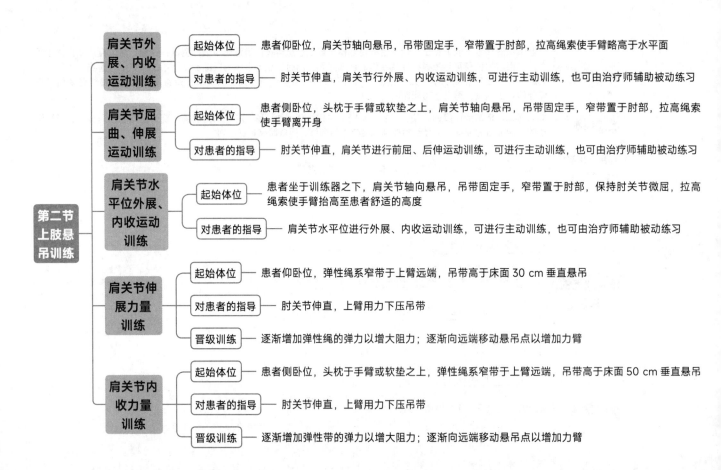

第二节 上肢悬吊训练

肩关节外展、内收运动训练
- 起始体位：患者仰卧位，肩关节轴向悬吊，吊带固定手，窄带置于肘部，拉高绳索使手臂略高于水平面
- 对患者的指导：肘关节伸直，肩关节行外展、内收运动训练，可进行主动训练，也可由治疗师辅助被动练习

肩关节屈曲、伸展运动训练
- 起始体位：患者侧卧位，头枕于手臂或软垫之上，肩关节轴向悬吊，吊带固定手，窄带置于肘部，拉高绳索使手臂离开身
- 对患者的指导：肘关节伸直，肩关节进行前屈、后伸运动训练，可进行主动训练，也可由治疗师辅助被动练习

肩关节水平位外展、内收运动训练
- 起始体位：患者坐于训练器之下，肩关节轴向悬吊，吊带固定手，窄带置于肘部，保持肘关节微屈，拉高绳索使手臂抬高至患者舒适的高度
- 对患者的指导：肩关节水平位进行外展、内收运动训练，可进行主动训练，也可由治疗师辅助被动练习

肩关节伸展力量训练
- 起始体位：患者仰卧位，弹性绳系窄带于上臂远端，吊带高于床面 30 cm 垂直悬吊
- 对患者的指导：肘关节伸直，上臂用力下压吊带
- 晋级训练：逐渐增加弹性绳的弹力以增大阻力；逐渐向远端移动悬吊点以增加力臂

肩关节内收力量训练
- 起始体位：患者侧卧位，头枕于手臂或软垫之上，弹性绳系窄带于上臂远端，吊带高于床面 50 cm 垂直悬吊
- 对患者的指导：肘关节伸直，上臂用力下压吊带
- 晋级训练：逐渐增加弹性带的弹力以增大阻力；逐渐向远端移动悬吊点以增加力臂

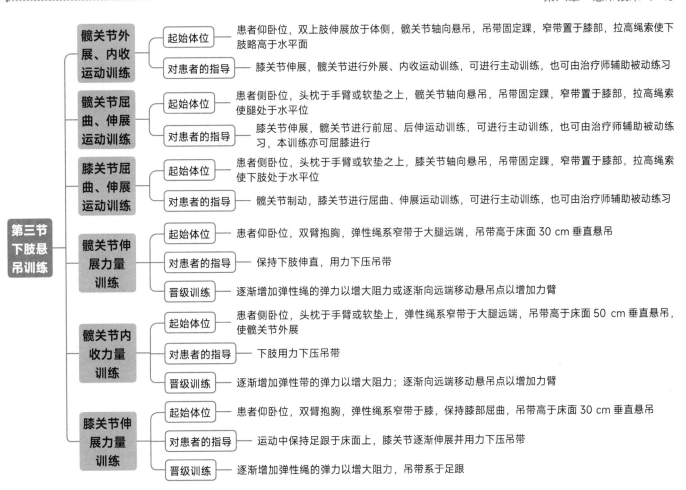

第三节下肢悬吊训练

- 髋关节外展、内收运动训练
  - 起始体位 —— 患者仰卧位，双上肢伸展放于体侧，髋关节轴向悬吊，吊带固定踝，窄带置于膝部，拉高绳索使下肢略高于水平面
  - 对患者的指导 —— 膝关节伸展，髋关节进行外展、内收运动训练，可进行主动训练，也可由治疗师辅助被动练习

- 髋关节屈曲、伸展运动训练
  - 起始体位 —— 患者侧卧位，头枕于手臂或软垫之上，髋关节轴向悬吊，吊带固定踝，窄带置于膝部，拉高绳索使腿处于水平位
  - 对患者的指导 —— 膝关节伸展，髋关节进行前屈、后伸运动训练，可进行主动训练，也可由治疗师辅助被动练习，本训练亦可屈膝进行

- 膝关节屈曲、伸展运动训练
  - 起始体位 —— 患者侧卧位，头枕于手臂或软垫之上，膝关节轴向悬吊，吊带固定踝，窄带置于膝部，拉高绳索使下肢处于水平位
  - 对患者的指导 —— 髋关节制动，膝关节进行屈曲、伸展运动训练，可进行主动训练，也可由治疗师辅助被动练习

- 髋关节伸展力量训练
  - 起始体位 —— 患者仰卧位，双臂抱胸，弹性绳系窄带于大腿远端，吊带高于床面 30 cm 垂直悬吊
  - 对患者的指导 —— 保持下肢伸直，用力下压吊带
  - 晋级训练 —— 逐渐增加弹性绳的弹力以增大阻力或逐渐向远端移动悬吊点以增加力臂

- 髋关节内收力量训练
  - 起始体位 —— 患者侧卧位，头枕于手臂或软垫上，弹性绳系窄带于大腿远端，吊带高于床面 50 cm 垂直悬吊，使髋关节外展
  - 对患者的指导 —— 下肢用力下压吊带
  - 晋级训练 —— 逐渐增加弹性带的弹力以增大阻力；逐渐向远端移动悬吊点以增加力臂

- 膝关节伸展力量训练
  - 起始体位 —— 患者仰卧位，双臂抱胸，弹性绳系窄带于膝，保持膝部屈曲，吊带高于床面 30 cm 垂直悬吊
  - 对患者的指导 —— 运动中保持足跟于床面上，膝关节逐渐伸展并用力下压吊带
  - 晋级训练 —— 逐渐增加弹性绳的弹力以增大阻力，吊带系于足跟

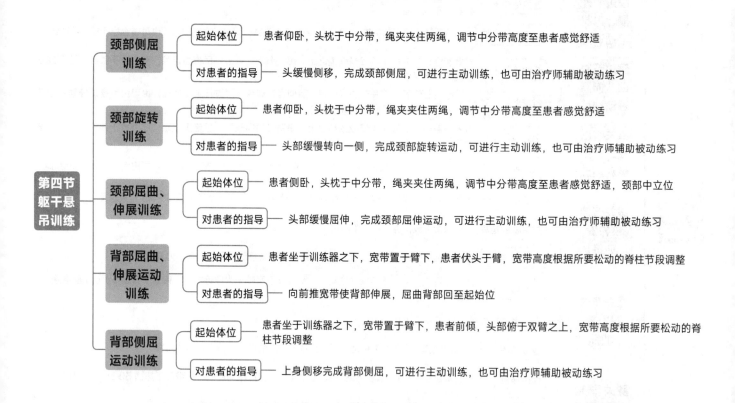

第四节 躯干悬吊训练

- **颈部侧屈训练**
  - 起始体位 —— 患者仰卧，头枕于中分带，绳夹夹住两绳，调节中分带高度至患者感觉舒适
  - 对患者的指导 —— 头缓慢侧移，完成颈部侧屈，可进行主动训练，也可由治疗师辅助被动练习

- **颈部旋转训练**
  - 起始体位 —— 患者仰卧，头枕于中分带，绳夹夹住两绳，调节中分带高度至患者感觉舒适
  - 对患者的指导 —— 头部缓慢转向一侧，完成颈部旋转运动，可进行主动训练，也可由治疗师辅助被动练习

- **颈部屈曲、伸展训练**
  - 起始体位 —— 患者侧卧，头枕于中分带，绳夹夹住两绳，调节中分带高度至患者感觉舒适，颈部中立位
  - 对患者的指导 —— 头部缓慢屈伸，完成颈部屈伸运动，可进行主动训练，也可由治疗师辅助被动练习

- **背部屈曲、伸展运动训练**
  - 起始体位 —— 患者坐于训练器之下，宽带置于臂下，患者伏头于臂，宽带高度根据所要松动的脊柱节段调整
  - 对患者的指导 —— 向前推宽带使背部伸展，屈曲背部回至起始位

- **背部侧屈运动训练**
  - 起始体位 —— 患者坐于训练器之下，宽带置于臂下，患者前倾，头部俯于双臂之上，宽带高度根据所要松动的脊柱节段调整
  - 对患者的指导 —— 上身侧移完成背部侧屈，可进行主动训练，也可由治疗师辅助被动练习

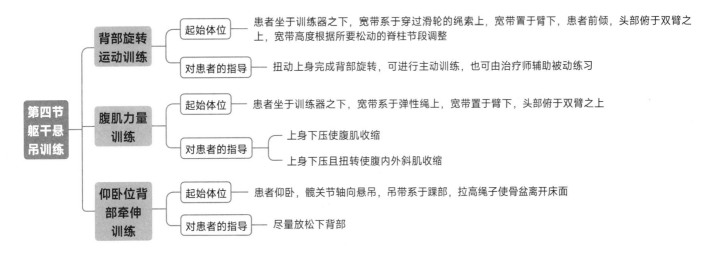

第四节躯干悬吊训练

背部旋转运动训练
- 起始体位 —— 患者坐于训练器之下，宽带系于穿过滑轮的绳索上，宽带置于臂下，患者前倾，头部俯于双臂之上，宽带高度根据所要松动的脊柱节段调整
- 对患者的指导 —— 扭动上身完成背部旋转，可进行主动训练，也可由治疗师辅助被动练习

腹肌力量训练
- 起始体位 —— 患者坐于训练器之下，宽带系于弹性绳上，宽带置于臂下，头部俯于双臂之上
- 对患者的指导
  - 上身下压使腹肌收缩
  - 上身下压且扭转使腹内外斜肌收缩

仰卧位背部牵伸训练
- 起始体位 —— 患者仰卧，髋关节轴向悬吊，吊带系于踝部，拉高绳子使骨盆离开床面
- 对患者的指导 —— 尽量放松下背部

第九章 软组织贴扎技术

重点掌握

1. 概述

2. 肩、肘、膝、踝和下背痛，以及面瘫等常见疾病的贴扎技术

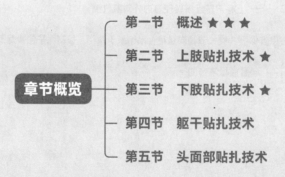

章节概览
- 第一节　概述 ★ ★ ★
- 第二节　上肢贴扎技术 ★
- 第三节　下肢贴扎技术 ★
- 第四节　躯干贴扎技术
- 第五节　头面部贴扎技术

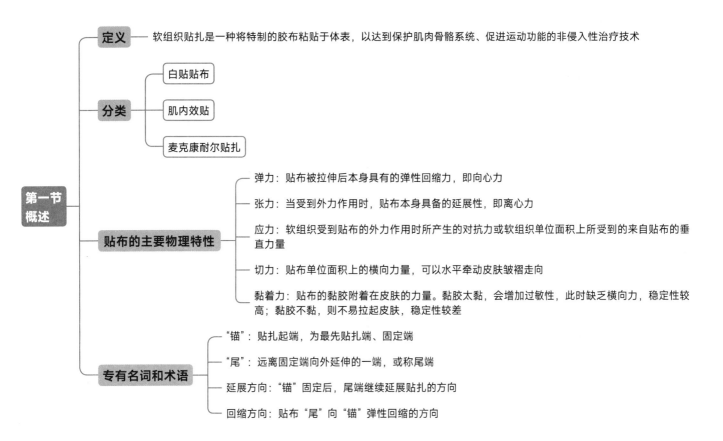

第一节 概述

- 定义 —— 软组织贴扎是一种将特制的胶布粘贴于体表，以达到保护肌肉骨骼系统、促进运动功能的非侵入性治疗技术

- 分类
  - 白贴贴布
  - 肌内效贴
  - 麦克康耐尔贴扎

- 贴布的主要物理特性
  - 弹力：贴布被拉伸后本身具有的弹性回缩力，即向心力
  - 张力：当受到外力作用时，贴布本身具备的延展性，即离心力
  - 应力：软组织受到贴布的外力作用时所产生的对抗力或软组织单位面积上所受到的来自贴布的垂直力量
  - 切力：贴布单位面积上的横向力量，可以水平牵动皮肤皱褶走向
  - 黏着力：贴布的黏胶附着在皮肤的力量。黏胶太黏，会增加过敏性，此时缺乏横向力，稳定性较高；黏胶不黏，则不易拉起皮肤，稳定性较差

- 专有名词和术语
  - "锚"：贴扎起端，为最先贴扎端、固定端
  - "尾"：远离固定端向外延伸的一端，或称尾端
  - 延展方向："锚"固定后，尾端继续延展贴扎的方向
  - 回缩方向：贴布"尾"向"锚"弹性回缩的方向

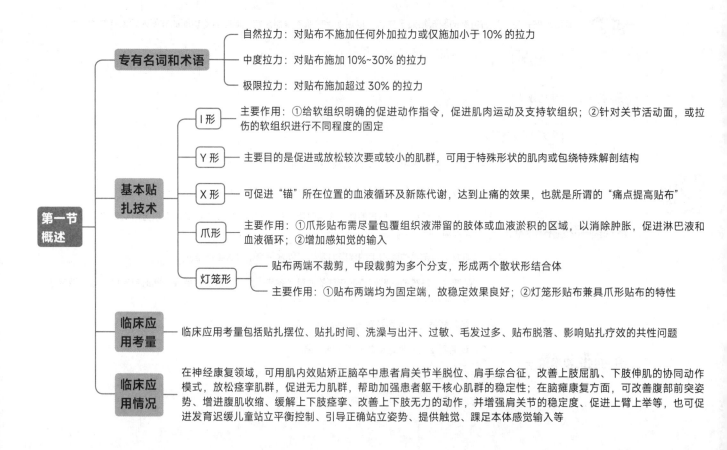

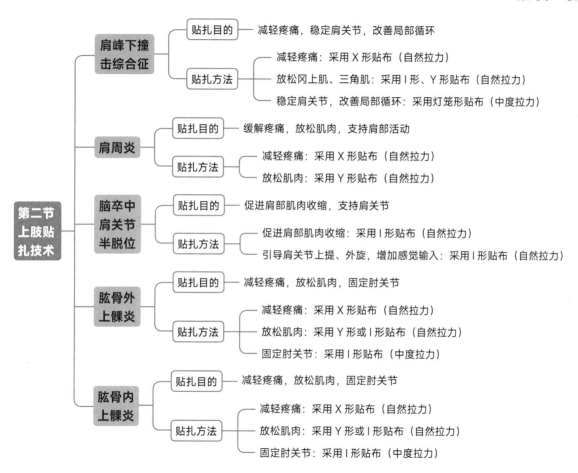

第二节 上肢贴扎技术

肩峰下撞击综合征
- 贴扎目的：减轻疼痛，稳定肩关节，改善局部循环
- 贴扎方法：
  - 减轻疼痛：采用 X 形贴布（自然拉力）
  - 放松冈上肌、三角肌：采用 I 形、Y 形贴布（自然拉力）
  - 稳定肩关节，改善局部循环：采用灯笼形贴布（中度拉力）

肩周炎
- 贴扎目的：缓解疼痛，放松肌肉，支持肩部活动
- 贴扎方法：
  - 减轻疼痛：采用 X 形贴布（自然拉力）
  - 放松肌肉：采用 Y 形贴布（自然拉力）

脑卒中肩关节半脱位
- 贴扎目的：促进肩部肌肉收缩，支持肩关节
- 贴扎方法：
  - 促进肩部肌肉收缩：采用 I 形贴布（自然拉力）
  - 引导肩关节上提、外旋，增加感觉输入：采用 I 形贴布（自然拉力）

肱骨外上髁炎
- 贴扎目的：减轻疼痛，放松肌肉，固定肘关节
- 贴扎方法：
  - 减轻疼痛：采用 X 形贴布（自然拉力）
  - 放松肌肉：采用 Y 形或 I 形贴布（自然拉力）
  - 固定肘关节：采用 I 形贴布（中度拉力）

肱骨内上髁炎
- 贴扎目的：减轻疼痛，放松肌肉，固定肘关节
- 贴扎方法：
  - 减轻疼痛：采用 X 形贴布（自然拉力）
  - 放松肌肉：采用 Y 形或 I 形贴布（自然拉力）
  - 固定肘关节：采用 I 形贴布（中度拉力）

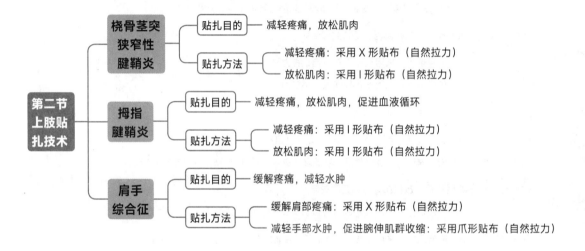

第三节
下肢贴
扎技术

膝骨性
关节炎
├─ 贴扎目的 ── 减轻局部疼痛，消除肿胀，促进膝周肌肉平衡
└─ 贴扎方法
　├ 减轻疼痛：采用 X 形贴布（自然拉力）
　├ 消除肿胀：采用爪形贴布（自然拉力）
　└ 促进肌肉平衡：慢性患者可采用 Y 形贴布促进股四头肌（自然拉力），或辅以 Y 形贴布放松腘绳肌（自然拉力）

膝关节运
动损伤
├─ 贴扎目的 ── 消肿止痛，促进肌肉，稳定膝关节，支持韧带
└─ 贴扎方法
　├ 消肿止痛：采用爪形贴布（自然拉力）
　├ 促进股四头肌：用于后交叉韧带损伤，采用 Y 形贴布（自然拉力）
　├ 促进腘绳肌：用于前交叉韧带损伤，采用 Y 形贴布（自然拉力）
　└ 稳定膝关节及支持韧带功能：采用 Y 形或 I 形贴布（中度拉力）

髌骨软骨
软化症
├─ 贴扎目的 ── 促进肌肉，改善感觉输入，纠正力线，支持髌骨
└─ 贴扎方法
　├ 促进肌肉：采用 Y 形贴布（自然拉力）
　└ 纠正力线，支持髌骨：采用 Y 形贴布（中度拉力）

踝关节
扭伤
├─ 急性期
│　├ 贴扎目的 ── 减轻局部疼痛，消除肿胀，稳定踝关节
│　└ 贴扎方法
│　　├ 减轻疼痛：采用 X 形贴布（自然拉力）
│　　├ 消除肿胀：采用爪形贴布（自然拉力）
│　　└ 稳定踝关节：采用 I 形贴布（自然拉力及中度拉力）
└─ 慢性期
　├ 贴扎目的 ── 促进感觉输入，促进肌肉平衡，加强踝关节稳定
　└ 贴扎方法
　　├ 促进感觉输入：采用爪形贴布（自然拉力）
　　└ 促进肌肉平衡：以反复足内翻型损伤为例，可采用 I 形贴布促进腓骨长、短肌（自然拉力）

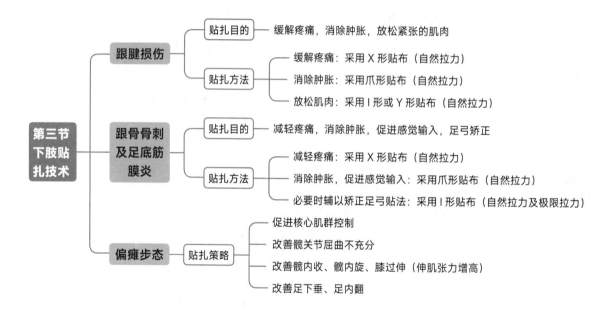

第三节 下肢贴扎技术

跟腱损伤
- 贴扎目的 —— 缓解疼痛，消除肿胀，放松紧张的肌肉
- 贴扎方法
  - 缓解疼痛：采用 X 形贴布（自然拉力）
  - 消除肿胀：采用爪形贴布（自然拉力）
  - 放松肌肉：采用 I 形或 Y 形贴布（自然拉力）

跟骨骨刺及足底筋膜炎
- 贴扎目的 —— 减轻疼痛，消除肿胀，促进感觉输入，足弓矫正
- 贴扎方法
  - 减轻疼痛：采用 X 形贴布（自然拉力）
  - 消除肿胀，促进感觉输入：采用爪形贴布（自然拉力）
  - 必要时辅以矫正足弓贴法：采用 I 形贴布（自然拉力及极限拉力）

偏瘫步态
- 贴扎策略
  - 促进核心肌群控制
  - 改善髋关节屈曲不充分
  - 改善髋内收、髋内旋、膝过伸（伸肌张力增高）
  - 改善足下垂、足内翻

第四节 躯干贴扎技术 ── 颈椎病常见问题的处理

- 颈部肌肉紧张
  - 贴扎目的 ── 减轻疼痛，改善局部循环，放松紧张肌肉
  - 贴扎方法
    - 减轻疼痛：采用 X 形贴布（自然拉力）
    - 放松半棘肌：采用 Y 形贴布（自然拉力）
    - 放松斜方肌：采用 Y 形贴布（自然拉力）
    - 放松胸锁乳突肌：采用 Y 形贴布（自然拉力）
- 颈部肌肉无力
  - 贴扎目的 ── 促进无力肌肉收缩，增加颈部支持
  - 贴扎方法
    - 促进半棘肌：采用 Y 形贴布（自然拉力）
    - 稳定颈椎：采用 I 形贴布（中度拉力）
- 姿势不良
  - 贴扎目的 ── 增加感觉输入，引导肌肉并矫正姿势
  - 贴扎方法
    - 促进颈背部肌群，增加感觉输入：采用 Y 形贴布（自然拉力）
    - 矫正肩胛骨前伸：采用 I 形贴布（中度拉力）
- 急性颈椎关节周围炎（落枕）
  - 贴扎目的 ── 减轻疼痛，放松紧张肌肉
  - 贴扎方法
    - 放松斜角肌：采用 Y 形贴布（自然拉力）
    - 放松胸锁乳突肌：采用 Y 形贴布（自然拉力）

第四节躯干贴扎技术 — 下背痛的处理

- 急性腰扭伤
  - 贴扎目的 —— 放松腰部拉伤肌肉，增加感觉输入，减轻疼痛，促进核心稳定
  - 贴扎方法
    - 放松腰方肌：采用 Y 形贴布（自然拉力）
    - 促进腹外斜肌：采用 I 形贴布（自然拉力）
- 腰椎间盘突出症
  - 贴扎目的 —— 支持腰部软组织，促进局部血液循环
  - 贴扎方法
    - 支持腰部贴法一：采用 I 形贴布（中度拉力及自然拉力），适用于缓解期
    - 支持腰部贴法二：采用 I 形贴布（自然拉力），适用于急性期
- 姿势不良
  - 贴扎目的 —— 增加感觉输入，引导肌肉并矫正姿势，促进核心稳定
  - 贴扎方法
    - 促进竖脊肌：采用 Y 形贴布（自然拉力）
    - 促进腹外斜肌：采用 I 形贴布（自然拉力）

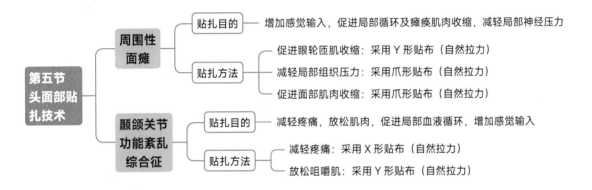

第五节 头面部贴扎技术
- 周围性面瘫
  - 贴扎目的：增加感觉输入，促进局部循环及瘫痪肌肉收缩，减轻局部神经压力
  - 贴扎方法
    - 促进眼轮匝肌收缩：采用 Y 形贴布（自然拉力）
    - 减轻局部组织压力：采用爪形贴布（自然拉力）
    - 促进面部肌肉收缩：采用爪形贴布（自然拉力）
- 颞颌关节功能紊乱综合征
  - 贴扎目的：减轻疼痛，放松肌肉，促进局部血液循环，增加感觉输入
  - 贴扎方法
    - 减轻疼痛：采用 X 形贴布（自然拉力）
    - 放松咀嚼肌：采用 Y 形贴布（自然拉力）

第十章　平衡与协调训练

重点掌握

1. 概述

2. 平衡与协调训练的原则

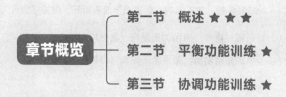

章节概览

第一节　概述 ★ ★ ★

第二节　平衡功能训练 ★

第三节　协调功能训练 ★

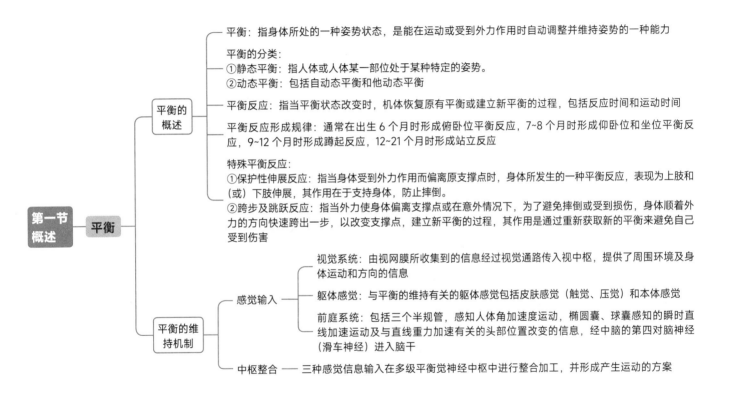

第一节 概述 — 平衡

平衡的概述
- 平衡：指身体所处的一种姿势状态，是能在运动或受到外力作用时自动调整并维持姿势的一种能力
- 平衡的分类：
  ①静态平衡：指人体或人体某一部位处于某种特定的姿势。
  ②动态平衡：包括自动态平衡和他动态平衡
- 平衡反应：指当平衡状态改变时，机体恢复原有平衡或建立新平衡的过程，包括反应时间和运动时间
- 平衡反应形成规律：通常在出生 6 个月时形成俯卧位平衡反应，7~8 个月时形成仰卧位和坐位平衡反应，9~12 个月时形成蹲起反应，12~21 个月时形成站立反应
- 特殊平衡反应：
  ①保护性伸展反应：指当身体受到外力作用而偏离原支撑点时，身体所发生的一种平衡反应，表现为上肢和（或）下肢伸展，其作用在于支持身体，防止摔倒
  ②跨步及跳跃反应：指当外力使身体偏离支撑点或在意外情况下，为了避免摔倒或受到损伤，身体顺着外力的方向快速跨出一步，以改变支撑点，建立新平衡的过程，其作用是通过重新获取新的平衡来避免自己受到伤害

平衡的维持机制
- 感觉输入
  - 视觉系统：由视网膜所收集到的信息经过视觉通路传入视中枢，提供了周围环境及身体运动和方向的信息
  - 躯体感觉：与平衡的维持有关的躯体感觉包括皮肤感觉（触觉、压觉）和本体感觉
  - 前庭系统：包括三个半规管，感知人体角加速度运动，椭圆囊、球囊感知的瞬时直线加速运动及与直线重力加速有关的头部位置改变的信息，经中脑的第四对脑神经（滑车神经）进入脑干
- 中枢整合 — 三种感觉信息输入在多级平衡觉神经中枢中进行整合加工，并形成产生运动的方案

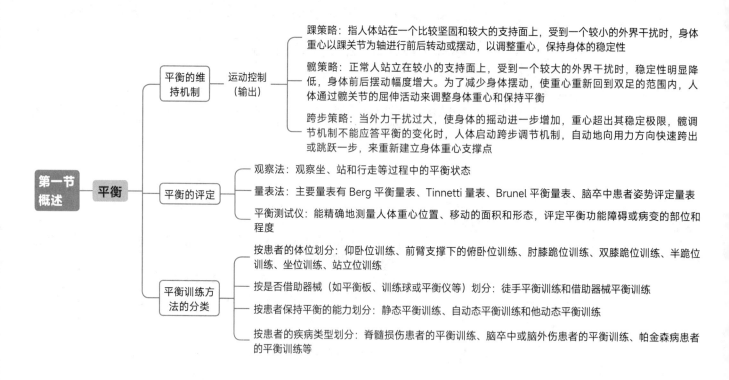

第一节 概述 — 平衡

平衡的维持机制 — 运动控制（输出）
- 踝策略：指人体站在一个比较坚固和较大的支持面上，受到一个较小的外界干扰时，身体重心以踝关节为轴进行前后转动或摆动，以调整重心，保持身体的稳定性
- 髋策略：正常人站立在较小的支持面上，受到一个较大的外界干扰时，稳定性明显降低，身体前后摆动幅度增大。为了减少身体摆动，使重心重新回到双足的范围内，人体通过髋关节的屈伸活动来调整身体重心和保持平衡
- 跨步策略：当外力干扰过大，使身体的摇动进一步增加，重心超出其稳定极限，髋调节机制不能应答平衡的变化时，人体启动跨步调节机制，自动地向用力方向快速跨出或跳跃一步，来重新建立身体重心支撑点

平衡的评定
- 观察法：观察坐、站和行走等过程中的平衡状态
- 量表法：主要量表有 Berg 平衡量表、Tinnetti 量表、Brunel 平衡量表、脑卒中患者姿势评定量表
- 平衡测试仪：能精确地测量人体重心位置、移动的面积和形态，评定平衡功能障碍或病变的部位和程度

平衡训练方法的分类
- 按患者的体位划分：仰卧位训练、前臂支撑下的俯卧位训练、肘膝跪位训练、双膝跪位训练、半跪位训练、坐位训练、站立位训练
- 按是否借助器械（如平衡板、训练球或平衡仪等）划分：徒手平衡训练和借助器械平衡训练
- 按患者保持平衡的能力划分：静态平衡训练、自动态平衡训练和他动态平衡训练
- 按患者的疾病类型划分：脊髓损伤患者的平衡训练、脑卒中或脑外伤患者的平衡训练、帕金森病患者的平衡训练等

第一节
概述

协调

定义 —— 协调是指人体产生平滑、准确、有控制的运动的能力，它与平衡密切相关。协调功能障碍又称共济失调

共济失调的
分类

- 小脑性共济失调：小脑半球损害导致同侧肢体的共济失调，产生辨距不良和意向性震颤，上肢较重，并有快速及轮替运动异常，字越写越大（大写症）；在下肢则表现为行走时的酩酊步态
- 大脑性共济失调：①额叶性共济失调；②顶叶性共济失调；③颞叶性共济失调
- 感觉性共济失调：主要表现为站立不稳，行走时迈步不知远近，落脚不知深浅，有踩棉花感，并需要视觉补偿，常目视地面行走，在黑暗处则难以行走

协调的维持
机制
—— 保持人体协调需要三个环节参与：感觉输入、中枢整合和运动控制

协调的评定
—— 主要包括指鼻试验、指 - 指试验、轮替试验、示指对指试验、拇指对指试验、握拳试验、拍膝试验、跟 - 膝 - 胫试验、旋转试验和拍地试验等

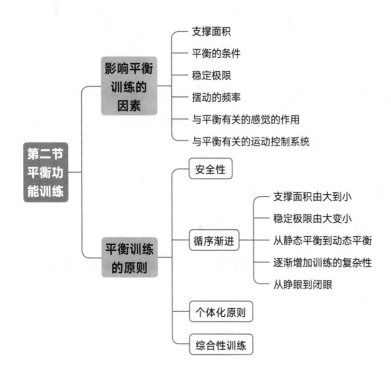

影响平衡训练的因素
- 支撑面积
- 平衡的条件
- 稳定极限
- 摆动的频率
- 与平衡有关的感觉的作用
- 与平衡有关的运动控制系统

第二节 平衡功能训练

平衡训练的原则
- 安全性
- 循序渐进
  - 支撑面积由大到小
  - 稳定极限由大变小
  - 从静态平衡到动态平衡
  - 逐渐增加训练的复杂性
  - 从睁眼到闭眼
- 个体化原则
- 综合性训练

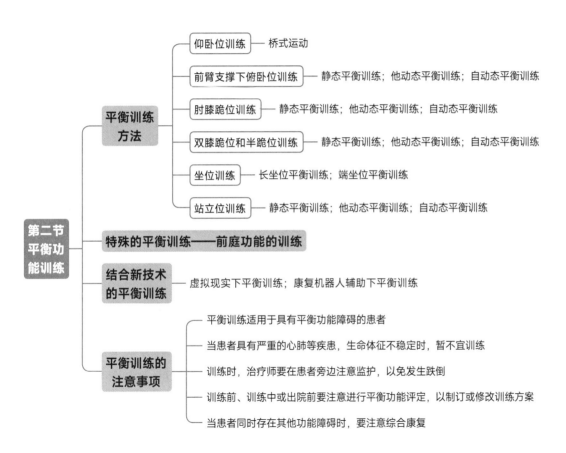

第二节 平衡功能训练

平衡训练方法
- 仰卧位训练 —— 桥式运动
- 前臂支撑下俯卧位训练 —— 静态平衡训练；他动态平衡训练；自动态平衡训练
- 肘膝跪位训练 —— 静态平衡训练；他动态平衡训练；自动态平衡训练
- 双膝跪位和半跪位训练 —— 静态平衡训练；他动态平衡训练；自动态平衡训练
- 坐位训练 —— 长坐位平衡训练；端坐位平衡训练
- 站立位训练 —— 静态平衡训练；他动态平衡训练；自动态平衡训练

特殊的平衡训练——前庭功能的训练

结合新技术的平衡训练 —— 虚拟现实下平衡训练；康复机器人辅助下平衡训练

平衡训练的注意事项
- 平衡训练适用于具有平衡功能障碍的患者
- 当患者具有严重的心肺等疾患，生命体征不稳定时，暂不宜训练
- 训练时，治疗师要在患者旁边注意监护，以免发生跌倒
- 训练前、训练中或出院前要注意进行平衡功能评定，以制订或修改训练方案
- 当患者同时存在其他功能障碍时，要注意综合康复

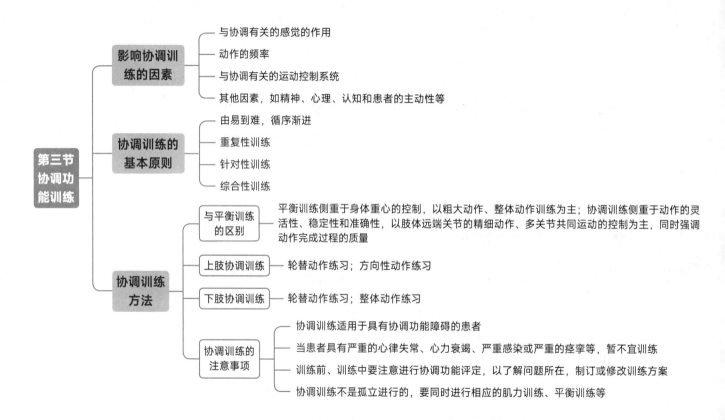

第十一章　步行训练

重点掌握

1. 概述

2. 常见异常步态矫治训练

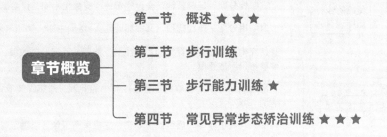

章节概览

第一节　概述 ★ ★ ★

第二节　步行训练

第三节　步行能力训练 ★

第四节　常见异常步态矫治训练 ★ ★ ★

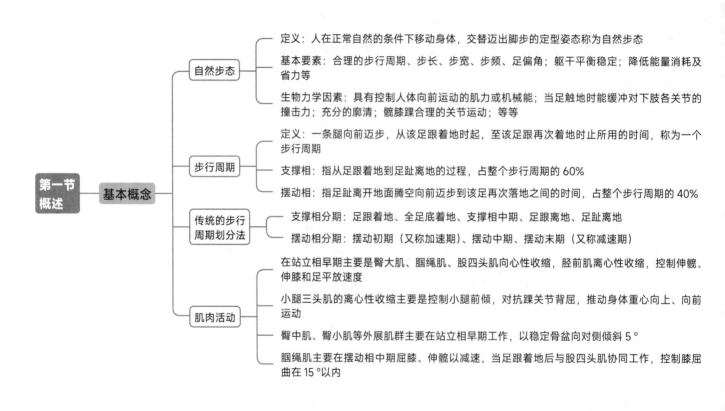

第一节 概述 — 基本概念

自然步态
- 定义：人在正常自然的条件下移动身体，交替迈出脚步的定型姿态称为自然步态
- 基本要素：合理的步行周期、步长、步宽、步频、足偏角；躯干平衡稳定；降低能量消耗及省力等
- 生物力学因素：具有控制人体向前运动的肌力或机械能；当足触地时能缓冲对下肢各关节的撞击力；充分的廓清；髋膝踝合理的关节运动；等等

步行周期
- 定义：一条腿向前迈步，从该足跟着地时起，至该足跟再次着地时止所用的时间，称为一个步行周期
- 支撑相：指从足跟着地到足趾离地的过程，占整个步行周期的 60%
- 摆动相：指足趾离开地面腾空向前迈步到该足再次落地之间的时间，占整个步行周期的 40%

传统的步行周期划分法
- 支撑相分期：足跟着地、全足底着地、支撑相中期、足跟离地、足趾离地
- 摆动相分期：摆动初期（又称加速期）、摆动中期、摆动末期（又称减速期）

肌肉活动
- 在站立相早期主要是臀大肌、腘绳肌、股四头肌向心性收缩，胫前肌离心性收缩，控制伸髋、伸膝和足平放速度
- 小腿三头肌的离心性收缩主要是控制小腿前倾，对抗踝关节背屈，推动身体重心向上、向前运动
- 臀中肌、臀小肌等外展肌群主要在站立相早期工作，以稳定骨盆向对侧倾斜 5°
- 腘绳肌主要在摆动相中期屈膝、伸髋以减速，当足跟着地后与股四头肌协同工作，控制膝屈曲在 15°以内

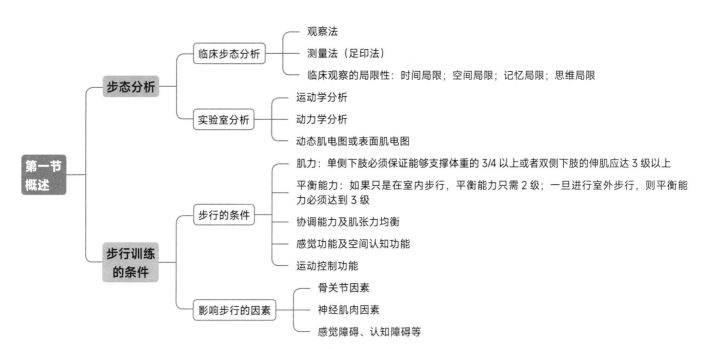

- 第一节 概述
  - 步态分析
    - 临床步态分析
      - 观察法
      - 测量法（足印法）
      - 临床观察的局限性：时间局限；空间局限；记忆局限；思维局限
    - 实验室分析
      - 运动学分析
      - 动力学分析
      - 动态肌电图或表面肌电图
  - 步行训练的条件
    - 步行的条件
      - 肌力：单侧下肢必须保证能够支撑体重的 3/4 以上或者双侧下肢的伸肌应达 3 级以上
      - 平衡能力：如果只是在室内步行，平衡能力只需 2 级；一旦进行室外步行，则平衡能力必须达到 3 级
      - 协调能力及肌张力均衡
      - 感觉功能及空间认知功能
      - 运动控制功能
    - 影响步行的因素
      - 骨关节因素
      - 神经肌肉因素
      - 感觉障碍、认知障碍等

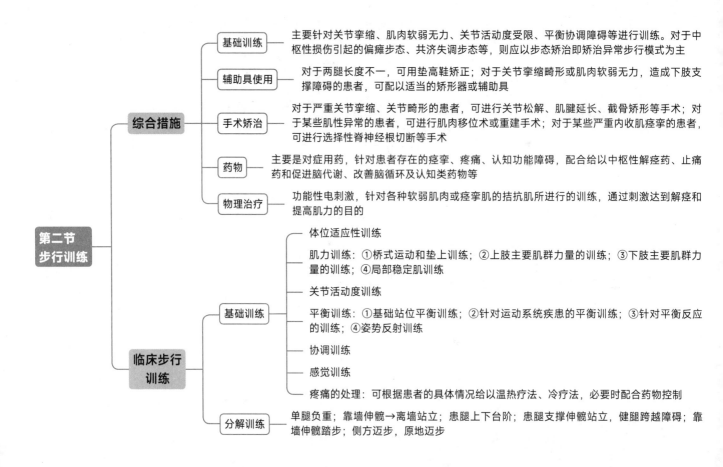

综合措施

- **基础训练**：主要针对关节挛缩、肌肉软弱无力、关节活动度受限、平衡协调障碍等进行训练。对于中枢性损伤引起的偏瘫步态、共济失调步态等，则应以步态矫治即矫治异常步行模式为主

- **辅助具使用**：对于两腿长度不一，可用垫高鞋矫正；对于关节挛缩畸形或肌肉软弱无力，造成下肢支撑障碍的患者，可配以适当的矫形器或辅助具

- **手术矫治**：对于严重关节挛缩、关节畸形的患者，可进行关节松解、肌腱延长、截骨矫形等手术；对于某些肌性异常的患者，可进行肌肉移位术或重建手术；对于某些严重内收肌痉挛的患者，可进行选择性脊神经根切断等手术

- **药物**：主要是对症用药，针对患者存在的痉挛、疼痛、认知功能障碍，配合给以中枢性解痉药、止痛药和促进脑代谢、改善脑循环及认知类药物等

- **物理治疗**：功能性电刺激，针对各种软弱肌肉或痉挛肌的拮抗肌所进行的训练，通过刺激达到解痉和提高肌力的目的

第二节 步行训练

临床步行训练

- **基础训练**
  - 体位适应性训练
  - 肌力训练：①桥式运动和垫上训练；②上肢主要肌群力量的训练；③下肢主要肌群力量的训练；④局部稳定肌训练
  - 关节活动度训练
  - 平衡训练：①基础站位平衡训练；②针对运动系统疾患的平衡训练；③针对平衡反应的训练；④姿势反射训练
  - 协调训练
  - 感觉训练
  - 疼痛的处理：可根据患者的具体情况给以温热疗法、冷疗法，必要时配合药物控制

- **分解训练**：单腿负重；靠墙伸髋→离墙站立；患腿上下台阶；患腿支撑伸髋站立，健腿跨越障碍；靠墙伸髋踏步；侧方迈步，原地迈步

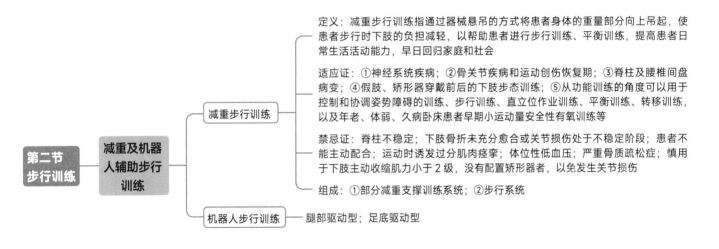

第二节
步行训练

减重及机器人辅助步行训练

减重步行训练

定义：减重步行训练指通过器械悬吊的方式将患者身体的重量部分向上吊起，使患者步行时下肢的负担减轻，以帮助患者进行步行训练、平衡训练，提高患者日常生活活动能力，早日回归家庭和社会

适应证：①神经系统疾病；②骨关节疾病和运动创伤恢复期；③脊柱及腰椎间盘病变；④假肢、矫形器穿戴前后的下肢步态训练；⑤从功能训练的角度可以用于控制和协调姿势障碍的训练、步行训练、直立位作业训练、平衡训练、转移训练，以及年老、体弱、久病卧床患者早期小运动量安全性有氧训练等

禁忌证：脊柱不稳定；下肢骨折未充分愈合或关节损伤处于不稳定阶段；患者不能主动配合；运动时诱发过分肌肉痉挛；体位性低血压；严重骨质疏松症；慎用于下肢主动收缩肌力小于2级，没有配置矫形器者，以免发生关节损伤

组成：①部分减重支撑训练系统；②步行系统

机器人步行训练

腿部驱动型；足底驱动型

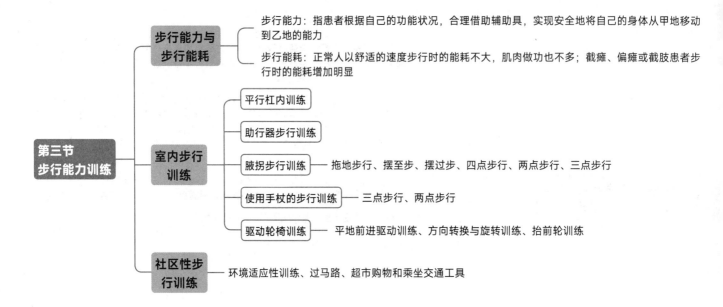

第三节
步行能力训练

步行能力与步行能耗
- 步行能力：指患者根据自己的功能状况，合理借助辅助具，实现安全地将自己的身体从甲地移动到乙地的能力
- 步行能耗：正常人以舒适的速度步行时的能耗不大，肌肉做功也不多；截瘫、偏瘫或截肢患者步行时的能耗增加明显

室内步行训练
- 平行杠内训练
- 助行器步行训练
- 腋拐步行训练 —— 拖地步行、摆至步、摆过步、四点步行、两点步行、三点步行
- 使用手杖的步行训练 —— 三点步行、两点步行
- 驱动轮椅训练 —— 平地前进驱动训练、方向转换与旋转训练、抬前轮训练

社区性步行训练 —— 环境适应性训练、过马路、超市购物和乘坐交通工具

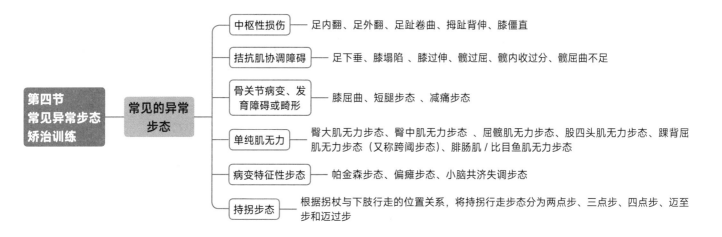

第四节 常见异常步态矫治训练

常见的异常步态

中枢性损伤 —— 足内翻、足外翻、足趾卷曲、拇趾背伸、膝僵直

拮抗肌协调障碍 —— 足下垂、膝塌陷 、膝过伸、髋过屈、髋内收过分、髋屈曲不足

骨关节病变、发育障碍或畸形 —— 膝屈曲、短腿步态 、减痛步态

单纯肌无力 —— 臀大肌无力步态、臀中肌无力步态 、屈髋肌无力步态、股四头肌无力步态、踝背屈肌无力步态（又称跨阈步态）、腓肠肌 / 比目鱼肌无力步态

病变特征性步态 —— 帕金森步态、偏瘫步态、小脑共济失调步态

持拐步态 —— 根据拐杖与下肢行走的位置关系，将持拐行走步态分为两点步、三点步、四点步、迈至步和迈过步

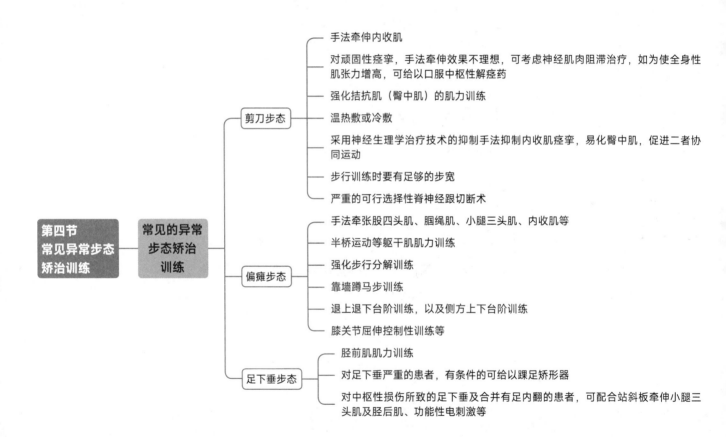

第四节 常见异常步态矫治训练

常见的异常步态矫治训练

剪刀步态
- 手法牵伸内收肌
- 对顽固性痉挛，手法牵伸效果不理想，可考虑神经肌肉阻滞治疗，如为使全身性肌张力增高，可给以口服中枢性解痉药
- 强化拮抗肌（臀中肌）的肌力训练
- 温热敷或冷敷
- 采用神经生理学治疗技术的抑制手法抑制内收肌痉挛，易化臀中肌，促进二者协同运动
- 步行训练时要有足够的步宽
- 严重的可行选择性脊神经跟切断术

偏瘫步态
- 手法牵张股四头肌、腘绳肌、小腿三头肌、内收肌等
- 半桥运动等躯干肌力训练
- 强化步行分解训练
- 靠墙蹲马步训练
- 退上退下台阶训练，以及侧方上下台阶训练
- 膝关节屈伸控制性训练等

足下垂步态
- 胫前肌肌力训练
- 对足下垂严重的患者，有条件的可给以踝足矫形器
- 对中枢性损伤所致的足下垂及合并有足内翻的患者，可配合站斜板牵伸小腿三头肌及胫后肌、功能性电刺激等

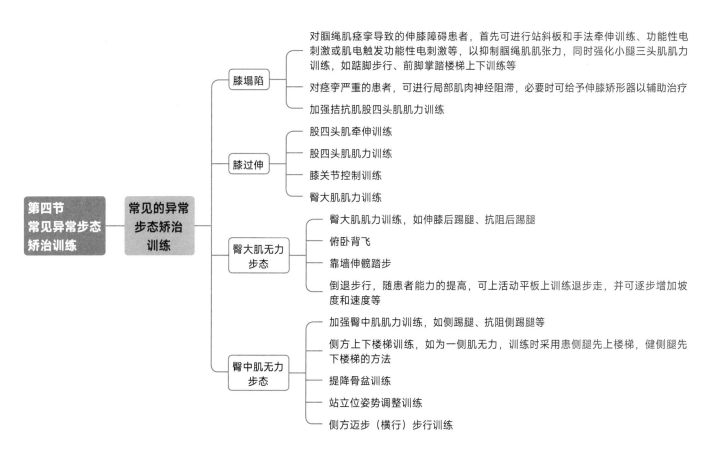

第四节 常见异常步态矫治训练

常见的异常步态矫治训练

膝塌陷
- 对腘绳肌痉挛导致的伸膝障碍患者，首先可进行站斜板和手法牵伸训练、功能性电刺激或肌电触发功能性电刺激等，以抑制腘绳肌肌张力，同时强化小腿三头肌肌力训练，如踮脚步行、前脚掌踏楼梯上下训练等
- 对痉挛严重的患者，可进行局部肌肉神经阻滞，必要时可给予伸膝矫形器以辅助治疗
- 加强拮抗肌股四头肌肌力训练

膝过伸
- 股四头肌牵伸训练
- 股四头肌肌力训练
- 膝关节控制训练
- 臀大肌肌力训练

臀大肌无力步态
- 臀大肌肌力训练，如伸膝后踢腿、抗阻后踢腿
- 俯卧背飞
- 靠墙伸髋踏步
- 倒退步行，随患者能力的提高，可上活动平板上训练退步走，并可逐步增加坡度和速度等

臀中肌无力步态
- 加强臀中肌肌力训练，如侧踢腿、抗阻侧踢腿等
- 侧方上下楼梯训练，如为一侧肌无力，训练时采用患侧腿先上楼梯，健侧腿先下楼梯的方法
- 提降骨盆训练
- 站立位姿势调整训练
- 侧方迈步（横行）步行训练

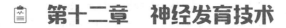 # 第十二章　神经发育技术

重点掌握

1. Bobath 技术
2. Rood 技术
3. Brunnstrom 技术
4. 本体神经肌肉促进技术

章节概览

- 第一节　概述 ★
- 第二节　Bobath 技术 ★ ★ ★
- 第三节　Rood 技术 ★ ★ ★
- 第四节　Brunnstrom 技术 ★ ★ ★
- 第五节　本体神经肌肉促进技术 ★ ★ ★

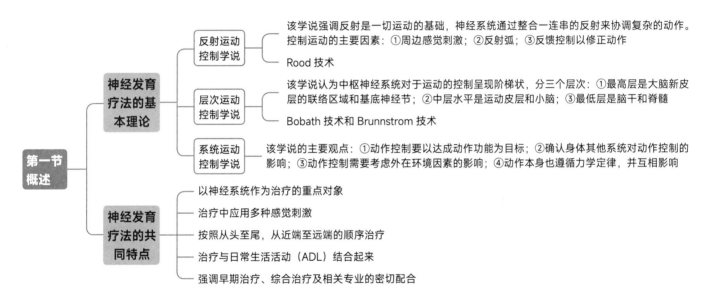

第一节 概述

神经发育疗法的基本理论

反射运动控制学说
- 该学说强调反射是一切运动的基础，神经系统通过整合一连串的反射来协调复杂的动作。控制运动的主要因素：①周边感觉刺激；②反射弧；③反馈控制以修正动作
- Rood 技术

层次运动控制学说
- 该学说认为中枢神经系统对于运动的控制呈现阶梯状，分三个层次：①最高层是大脑新皮层的联络区域和基底神经节；②中层水平是运动皮层和小脑；③最低层是脑干和脊髓
- Bobath 技术和 Brunnstrom 技术

系统运动控制学说
- 该学说的主要观点：①动作控制要以达成动作功能为目标；②确认身体其他系统对动作控制的影响；③动作控制需要考虑外在环境因素的影响；④动作本身也遵循力学定律，并互相影响

神经发育疗法的共同特点
- 以神经系统作为治疗的重点对象
- 治疗中应用多种感觉刺激
- 按照从头至尾，从近端至远端的顺序治疗
- 治疗与日常生活活动（ADL）结合起来
- 强调早期治疗、综合治疗及相关专业的密切配合

```
                        ┌─ Bobath 技术：主张早期抑制不正常的姿势、病理反射或异常运动，再利用正常的自发性
                        │   姿势反射和平衡反应来调节异常的肌张力，尽可能诱发正常运动，以提高患者日常生
                        │   活活动能力
               对运动控制障 ├─ Brunnstrom 技术：主张早期充分利用姿势反射、联合反应、共同运动（包括正常的或异
               碍的治疗观念 │   常的运动模式）等各种方法诱发出运动反应，再从异常的运动模式中引导、分离出正常
               的差异     │   的运动成分，最终脱离异常的运动模式逐渐向正常的功能性运动模式过渡
                        ├─ Rood 技术：强调多种感觉刺激，主张适当的感觉刺激是保持正常肌张力的基本条件，并
                        │   可诱发所需要的肌肉反应
                        └─ PNF 技术：强调应用本体感觉刺激，通过刺激本体感受器来改善和促进肌肉功能
  第一节   神经发育                ┌─ Bobath 技术：通过对身体关键点的手法操作、反射性抑制、促进姿势反射及刺激固有感
  概述   疗法的不                │   受器和体表感受器等治疗师的基本手技，达到控制运动障碍，促进功能性活动的目的
         同特点                ├─ Brunnstrom 技术：弛缓期通过对健侧肢体施加阻力引出患侧肢体的联合反应或共同运
                        │   动，以及利用本体感受性刺激和局部皮肤刺激，促进较弱的肌肉收缩。出现痉挛后再用
               针对运动控制 │   抑制共同运动的模式，如利用紧张性迷路反射及紧张性颈反射等抑制性技术来抑制痉挛，
               障碍的基本技 │   促进随意运动，最后与日常生活活动结合
               术不同     ├─ Rood 技术：主要应用促进技术和抑制技术
                        └─ PNF 技术：主要应用本体感觉刺激，如挤压、牵伸、抗阻等，结合视觉刺激及治疗师的
                            口令
```

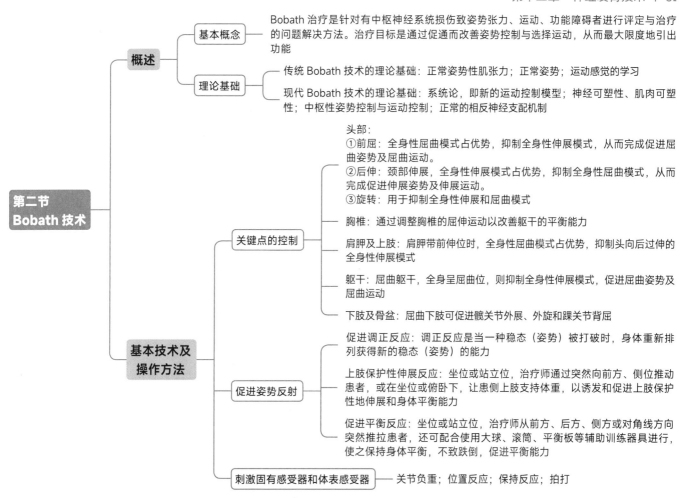

概述

基本概念 —— Bobath 治疗是针对有中枢神经系统损伤致姿势张力、运动、功能障碍者进行评定与治疗的问题解决方法。治疗目标是通过促通而改善姿势控制与选择运动，从而最大限度地引出功能

理论基础
传统 Bobath 技术的理论基础：正常姿势性肌张力；正常姿势；运动感觉的学习

现代 Bobath 技术的理论基础：系统论，即新的运动控制模型；神经可塑性、肌肉可塑性；中枢性姿势控制与运动控制；正常的相反神经支配机制

第二节 Bobath 技术

基本技术及操作方法

关键点的控制

头部：
①前屈：全身性屈曲模式占优势，抑制全身性伸展模式，从而完成促进屈曲姿势及屈曲运动。
②后伸：颈部伸展，全身性伸展模式占优势，抑制全身性屈曲模式，从而完成促进伸展姿势及伸展运动。
③旋转：用于抑制全身性伸展和屈曲模式

胸椎：通过调整胸椎的屈伸运动以改善躯干的平衡能力

肩胛及上肢：肩胛带前伸位时，全身性屈曲模式占优势，抑制头向后过伸的全身性伸展模式

躯干：屈曲躯干，全身呈屈曲位，则抑制全身性伸展模式，促进屈曲姿势及屈曲运动

下肢及骨盆：屈曲下肢可促进髋关节外展、外旋和踝关节背屈

促进姿势反射

促进调正反应：调正反应是当一种稳态（姿势）被打破时，身体重新排列获得新的稳态（姿势）的能力

上肢保护性伸展反应：坐位或站立位，治疗师通过突然向前方、侧位推动患者，或在坐位或俯卧下，让患侧上肢支持体重，以诱发和促进上肢保护性地伸展和身体平衡能力

促进平衡反应：坐位或站立位，治疗师从前方、后方、侧方或对角线方向突然推拉患者，还可配合使用大球、滚筒、平衡板等辅助训练器具进行，使之保持身体平衡，不致跌倒，促进平衡能力

刺激固有感受器和体表感受器 —— 关节负重；位置反应；保持反应；拍打

基本的治疗观点
- 对脑瘫的认识 —— Bobath 在治疗上强调，应抓住有利时机，提倡早期治疗，尽早切断恶性循环，使中枢神经系统行使正常的功能
- 对脑卒中的认识
  - 异常的肌张力可以通过抑制与促进的手法得到调整
  - 运动感觉对脑卒中恢复起重要作用

第二节 Bobath 技术

临床应用
- 临床推理 —— 了解患者的活动水平、身体构造和功能状况，进行运动分析，找出最重要的功能障碍的假设，并将它作为目标进行治疗介入，通过持续评定患者的反应来评价介入治疗的效果，再修订治疗目标及改变治疗策略
- 治疗脑瘫儿童 ——

痉挛型：
①治疗原则：分析干扰正常功能的主要痉挛表现，利用与痉挛模式相反的运动进行活动。反复进行对功能恢复有利的动作模式，促进影响张力模式的运动。
②治疗性活动：通过姿势或体位抑制痉挛；在功能活动中控制痉挛；体验运动的正常感觉

手足徐动型：
①治疗原则：为提供稳定的姿势，应进行姿势控制训练，强化身体负重的练习，做小范围有控制的活动；鼓励中线位活动，训练头和手的控制力。
②治疗性活动：使四肢或躯干（在直立情况下）负重；给予合适的支撑；鼓励中线位活动

共济失调型：
①治疗原则：通过负重及关节加压以控制姿势性张力，促进共同收缩的姿势。鼓励患儿自己保持姿势，脱离帮助及保护。通过活动时负重以及准确的动作促使患儿从一种姿势变换成另一种姿势，尽量促使患儿以身体为轴心旋转，促进平衡和自我保护反应能力。
②治疗性活动：促进上肢负重；在功能活动中练习平衡反应

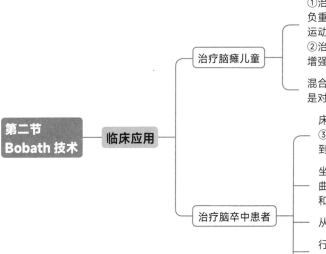

软瘫型：
①治疗原则：促进持续性共同收缩；促进患儿抗重力的能力；用多种体位让四肢负重；利用发声和笑声促进张力增高；保持姿势，给患儿反应的时间；让患儿有运动感觉的体验机会。
②治疗性活动：通过给患儿的关节施加压力并给他适当的刺激，促使患儿的张力增强

混合型：指的是患儿同时伴有几种类型的情况。对于混合型脑瘫儿童，治疗原则是对所发现的问题进行针对性的治疗

床上活动：①上部躯干被动屈曲和旋转；②促进上部躯干主动屈曲和旋转；③向患侧翻身；④向健侧翻身；⑤下部躯干屈曲和旋转；⑥桥式运动；⑦坐到床边；⑧从坐位躺下

坐位活动：①双腿下垂坐在床边；②保持坐位平衡；③躯干旋转伴随躯干屈曲；④向健侧旋转；⑤向患侧旋转；⑥躯干侧屈；⑦前后移动；⑧身体图式和姿势控制的重建

从坐位到站位：①躯干前倾；②帮助患者由坐位站起来

行走：①足部治疗；②协助髋伸展；③维持患侧下肢后方迈步位；④促进倒行；⑤促进侧行；⑥促进向前行走；⑦兴奋性和抑制性拍打；⑧促进减小步宽；⑨重建行走节律

24 小时管理

第二节 Bobath 技术 — 临床应用 — 治疗脑瘫儿童 / 治疗脑卒中患者

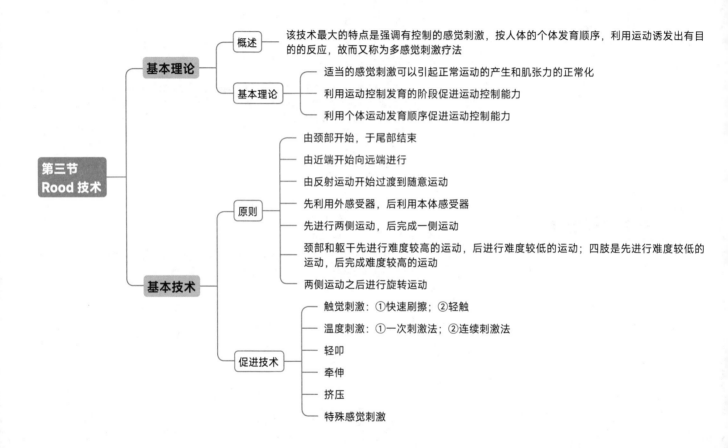

第三节
Rood 技术

基本理论

概述　该技术最大的特点是强调有控制的感觉刺激，按人体的个体发育顺序，利用运动诱发出有目的的反应，故而又称为多感觉刺激疗法

基本理论
- 适当的感觉刺激可以引起正常运动的产生和肌张力的正常化
- 利用运动控制发育的阶段促进运动控制能力
- 利用个体运动发育顺序促进运动控制能力

基本技术

原则
- 由颈部开始，于尾部结束
- 由近端开始向远端进行
- 由反射运动开始过渡到随意运动
- 先利用外感受器，后利用本体感受器
- 先进行两侧运动，后完成一侧运动
- 颈部和躯干先进行难度较高的运动，后进行难度较低的运动；四肢是先进行难度较低的运动，后完成难度较高的运动
- 两侧运动之后进行旋转运动

促进技术
- 触觉刺激：①快速刷擦；②轻触
- 温度刺激：①一次刺激法；②连续刺激法
- 轻叩
- 牵伸
- 挤压
- 特殊感觉刺激

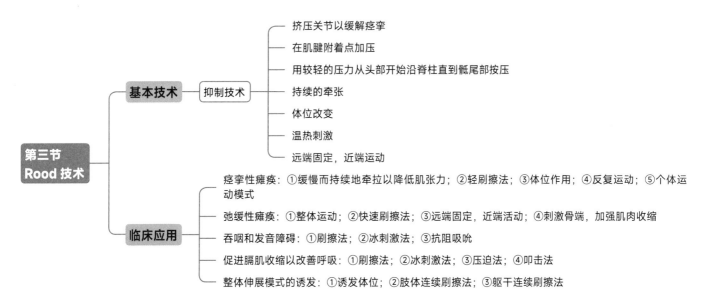

第三节 Rood 技术

基本技术 — **抑制技术**
- 挤压关节以缓解痉挛
- 在肌腱附着点加压
- 用较轻的压力从头部开始沿脊柱直到骶尾部按压
- 持续的牵张
- 体位改变
- 温热刺激
- 远端固定，近端运动

临床应用
- 痉挛性瘫痪：①缓慢而持续地牵拉以降低肌张力；②轻刷擦法；③体位作用；④反复运动；⑤个体运动模式
- 弛缓性瘫痪：①整体运动；②快速刷擦法；③远端固定，近端活动；④刺激骨端，加强肌肉收缩
- 吞咽和发音障碍：①刷擦法；②冰刺激法；③抗阻吸吮
- 促进膈肌收缩以改善呼吸：①刷擦法；②冰刺激法；③压迫法；④叩击法
- 整体伸展模式的诱发：①诱发体位；②肢体连续刷擦法；③躯干连续刷擦法

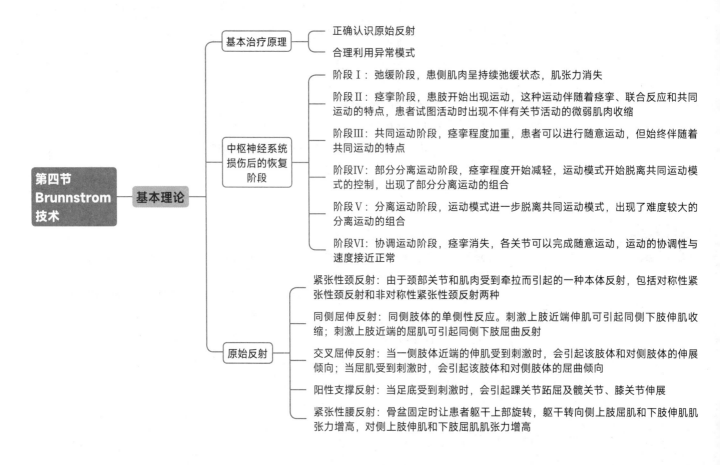

第四节 Brunnstrom 技术 —— 基本理论

- 基本治疗原理
  - 正确认识原始反射
  - 合理利用异常模式

- 中枢神经系统损伤后的恢复阶段
  - 阶段 I：弛缓阶段，患侧肌肉呈持续弛缓状态，肌张力消失
  - 阶段 II：痉挛阶段，患肢开始出现运动，这种运动伴随着痉挛、联合反应和共同运动的特点，患者试图活动时出现不伴有关节活动的微弱肌肉收缩
  - 阶段 III：共同运动阶段，痉挛程度加重，患者可以进行随意运动，但始终伴随着共同运动的特点
  - 阶段 IV：部分分离运动阶段，痉挛程度开始减轻，运动模式开始脱离共同运动模式的控制，出现了部分分离运动的组合
  - 阶段 V：分离运动阶段，运动模式进一步脱离共同运动模式，出现了难度较大的分离运动的组合
  - 阶段 VI：协调运动阶段，痉挛消失，各关节可以完成随意运动，运动的协调性与速度接近正常

- 原始反射
  - 紧张性颈反射：由于颈部关节和肌肉受到牵拉而引起的一种本体反射，包括对称性紧张性颈反射和非对称性紧张性颈反射两种
  - 同侧屈伸反射：同侧肢体的单侧性反应。刺激上肢近端伸肌可引起同侧下肢伸肌收缩；刺激上肢近端的屈肌可引起同侧下肢屈曲反射
  - 交叉屈伸反射：当一侧肢体近端的伸肌受到刺激时，会引起该肢体和对侧肢体的伸展倾向；当屈肌受到刺激时，会引起该肢体和对侧肢体的屈曲倾向
  - 阳性支撑反射：当足底受到刺激时，会引起踝关节跖屈及髋关节、膝关节伸展
  - 紧张性腰反射：骨盆固定时让患者躯干上部旋转，躯干转向侧上肢屈肌和下肢伸肌张力增高，对侧上肢伸肌和下肢屈肌肌张力增高

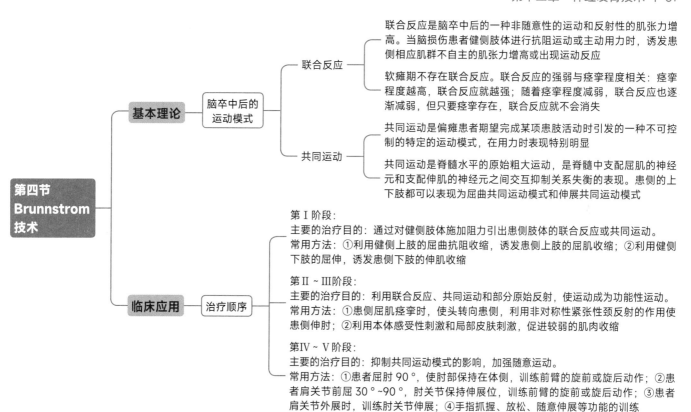

第四节 Brunnstrom 技术

基本理论 — **脑卒中后的运动模式**

联合反应
- 联合反应是脑卒中后的一种非随意性的运动和反射性的肌张力增高。当脑损伤患者健侧肢体进行抗阻运动或主动用力时，诱发患侧相应肌群不自主的肌张力增高或出现运动反应
- 软瘫期不存在联合反应。联合反应的强弱与痉挛程度相关：痉挛程度越高，联合反应就越强；随着痉挛程度减弱，联合反应也逐渐减弱，但只要痉挛存在，联合反应就不会消失

共同运动
- 共同运动是偏瘫患者期望完成某项患肢活动时引发的一种不可控制的特定的运动模式，在用力时表现特别明显
- 共同运动是脊髓水平的原始粗大运动，是脊髓中支配屈肌的神经元和支配伸肌的神经元之间交互抑制关系失衡的表现。患侧的上下肢都可以表现为屈曲共同运动模式和伸展共同运动模式

临床应用 — **治疗顺序**

第Ⅰ阶段：
主要的治疗目的：通过对健侧肢体施加阻力引出患侧肢体的联合反应或共同运动。
常用方法：①利用健侧上肢的屈曲抗阻收缩，诱发患侧上肢的屈肌收缩；②利用健侧下肢的屈伸，诱发患侧下肢的伸肌收缩

第Ⅱ～Ⅲ阶段：
主要的治疗目的：利用联合反应、共同运动和部分原始反射，使运动成为功能性运动。
常用方法：①患侧屈肌痉挛时，使头转向患侧，利用非对称性紧张性颈反射的作用使患侧伸肘；②利用本体感受性刺激和局部皮肤刺激，促进较弱的肌肉收缩

第Ⅳ～Ⅴ阶段：
主要的治疗目的：抑制共同运动模式的影响，加强随意运动。
常用方法：①患者屈肘 90°，使肘部保持在体侧，训练前臂的旋前或旋后动作；②患者肩关节前屈 30°~90°，肘关节保持伸展位，训练前臂的旋前或旋后动作；③患者肩关节外展时，训练肘关节伸展；④手指抓握、放松、随意伸展等功能的训练

第四节 Brunnstrom 技术 — **临床应用** — **操作方法（见教材 P287~289）**

- 卧位和床上训练：①床上卧位；②床上训练
- 坐位训练：①坐位平衡；②坐位平衡反应的诱发训练；③躯干前倾及躯干屈曲训练；④躯干旋转训练；⑤头、颈运动；⑥肩关节的活动；⑦髋关节的活动
- 引导联合反应和共同运动：①屈肘；②伸肘；③双侧抗阻划船样动作；④下肢屈 / 伸的共同运动；⑤下肢外展 / 内收的诱发
- 引导分离运动：①肘关节屈 / 伸的分离运动；②手指的屈曲 / 伸展；③下肢的屈曲 / 伸展
- 日常生活练习

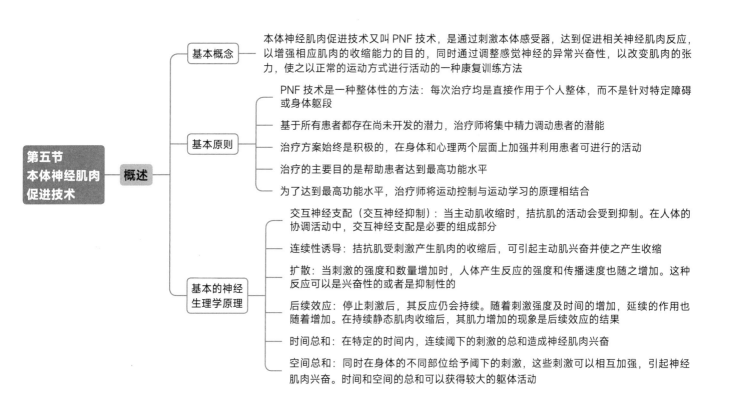

第五节 本体神经肌肉促进技术

概述

基本概念
本体神经肌肉促进技术又叫 PNF 技术，是通过刺激本体感受器，达到促进相关神经肌肉反应，以增强相应肌肉的收缩能力的目的，同时通过调整感觉神经的异常兴奋性，以改变肌肉的张力，使之以正常的运动方式进行活动的一种康复训练方法

基本原则
PNF 技术是一种整体性的方法：每次治疗均是直接作用于个人整体，而不是针对特定障碍或身体躯段

基于所有患者都存在尚未开发的潜力，治疗师将集中精力调动患者的潜能

治疗方案始终是积极的，在身体和心理两个层面上加强并利用患者可进行的活动

治疗的主要目的是帮助患者达到最高功能水平

为了达到最高功能水平，治疗师将运动控制与运动学习的原理相结合

基本的神经生理学原理
交互神经支配（交互神经抑制）：当主动肌收缩时，拮抗肌的活动会受到抑制。在人体的协调活动中，交互神经支配是必要的组成部分

连续性诱导：拮抗肌受刺激产生肌肉的收缩后，可引起主动肌兴奋并使之产生收缩

扩散：当刺激的强度和数量增加时，人体产生反应的强度和传播速度也随之增加。这种反应可以是兴奋性的或者是抑制性的

后续效应：停止刺激后，其反应仍会持续。随着刺激强度及时间的增加，延续的作用也随着增加。在持续静态肌肉收缩后，其肌力增加的现象是后续效应的结果

时间总和：在特定的时间内，连续阈下的刺激的总和造成神经肌肉兴奋

空间总和：同时在身体的不同部位给予阈下的刺激，这些刺激可以相互加强，引起神经肌肉兴奋。时间和空间的总和可以获得较大的躯体活动

手法接触：治疗师的手部放置应沿运动的相反方向施加阻力。为控制运动及抵抗旋转，治疗师使用蚓状肌抓握

阻力：阻力的施加应引起所治疗的肌群以不同方式（等张或等长）进行收缩。在治疗活动过程中提供的阻力的大小必须适合患者的病情和活动目标，我们称之为最佳阻力

扩散和强化：
①扩散是肌肉组织受到刺激后所产生的反应扩散至其他肌肉组织的现象。
②强化是通过对较强的肌肉活动施加阻力来指导较弱的肌肉收缩，使其所产生反应的强度增加或影响范围扩大

牵伸：肌肉被牵伸到一定程度后或收缩致肌张力增加时，就会产生牵张反射。牵张反射分为两部分：第一部分是短潜伏时的脊髓反射，它几乎不产生力，没有什么功能意义；第二部分为功能性牵拉反应，有一个较长的潜伏期，可产生较有力的、功能性的活动

牵引和挤压：
①牵引是对躯干或四肢的拉长。
②挤压是对躯干或四肢关节的压缩，使关节间隙变窄，从而激活了关节感受器，增加了关节的稳定性和负重能力，提高了抗重力肌肉的收缩，促进了直立反应

时序：指运动发生的先后次序。一方面，正常运动的发育遵循着一定的顺序（由头到脚，由近端到远端）；肢体运动时先需要身体中心保持稳定；运动控制能力的发育也遵循着一定的顺序（可动性—稳定性—控制性—技巧）。另一方面，日常的功能性活动也具有一个平滑的过程及身体各部协调运动的顺序

身体姿势和身体力学

言语刺激（指令）：包括预备指令、活动中的指令和纠正指令

视觉

模式

第五节 本体神经肌肉促进技术 → 治疗技术 → 基本手法与程序

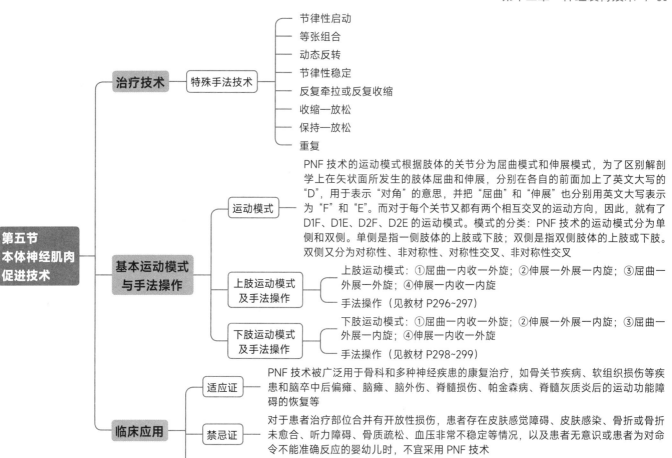

治疗技术 —— 特殊手法技术

- 节律性启动
- 等张组合
- 动态反转
- 节律性稳定
- 反复牵拉或反复收缩
- 收缩—放松
- 保持—放松
- 重复

第五节
本体神经肌肉
促进技术

基本运动模式
与手法操作

运动模式
PNF 技术的运动模式根据肢体的关节分为屈曲模式和伸展模式，为了区别解剖学上在矢状面所发生的肢体屈曲和伸展，分别在各自的前面加上了英文大写的"D"，用于表示"对角"的意思，并把"屈曲"和"伸展"也分别用英文大写表示为"F"和"E"。而对于每个关节又都有两个相互交叉的运动方向，因此，就有了D1F、D1E、D2F、D2E 的运动模式。模式的分类：PNF 技术的运动模式分为单侧和双侧。单侧是指一侧肢体的上肢或下肢；双侧是指双侧肢体的上肢或下肢。双侧又分为对称性、非对称性、对称性交叉、非对称性交叉

上肢运动模式
及手法操作
- 上肢运动模式：①屈曲—内收—外旋；②伸展—外展—内旋；③屈曲—外展—外旋；④伸展—内收—内旋
- 手法操作（见教材 P296~297）

下肢运动模式
及手法操作
- 下肢运动模式：①屈曲—内收—外旋；②伸展—外展—内旋；③屈曲—外展—内旋；④伸展—内收—外旋
- 手法操作（见教材 P298~299）

临床应用

适应证
PNF 技术被广泛用于骨科和多种神经疾患的康复治疗，如骨关节疾病、软组织损伤等疾患和脑卒中后偏瘫、脑瘫、脑外伤、脊髓损伤、帕金森病、脊髓灰质炎后的运动功能障碍的恢复等

禁忌证
对于患者治疗部位合并有开放性损伤，患者存在皮肤感觉障碍、皮肤感染、骨折或骨折未愈合、听力障碍、骨质疏松、血压非常不稳定等情况，以及患者无意识或患者为对命令不能准确反应的婴幼儿时，不宜采用 PNF 技术

临床治疗
①疼痛；②肌力和主动关节活动度下降；③被动关节活动度下降；④协调和控制能力下降；⑤稳定性和平衡能力下降；⑥耐力下降

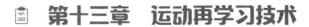

第十三章 运动再学习技术

重点掌握

1. 概述

2. 体位转移技术

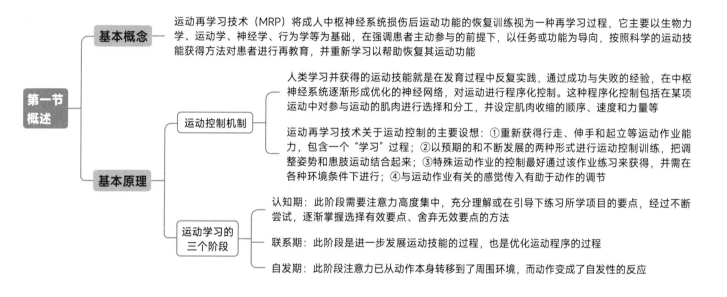

第一节 概述

基本概念——运动再学习技术（MRP）将成人中枢神经系统损伤后运动功能的恢复训练视为一种再学习过程，它主要以生物力学、运动学、神经学、行为学等为基础，在强调患者主动参与的前提下，以任务或功能为导向，按照科学的运动技能获得方法对患者进行再教育，并重新学习以帮助恢复其运动功能

基本原理

运动控制机制

人类学习并获得的运动技能就是在发育过程中反复实践，通过成功与失败的经验，在中枢神经系统逐渐形成优化的神经网络，对运动进行程序化控制。这种程序化控制包括在某项运动中对参与运动的肌肉进行选择和分工，并设定肌肉收缩的顺序、速度和力量等

运动再学习技术关于运动控制的主要设想：①重新获得行走、伸手和起立等运动作业能力，包含一个"学习"过程；②以预期的和不断发展的两种形式进行运动控制训练，把调整姿势和患肢运动结合起来；③特殊运动作业的控制最好通过该作业练习来获得，并需在各种环境条件下进行；④与运动作业有关的感觉传入有助于动作的调节

运动学习的三个阶段

认知期：此阶段需要注意力高度集中，充分理解或在引导下练习所学项目的要点，经过不断尝试，逐渐掌握选择有效要点、舍弃无效要点的方法

联系期：此阶段是进一步发展运动技能的过程，也是优化运动程序的过程

自发期：此阶段注意力已从动作本身转移到了周围环境，而动作变成了自发性的反应

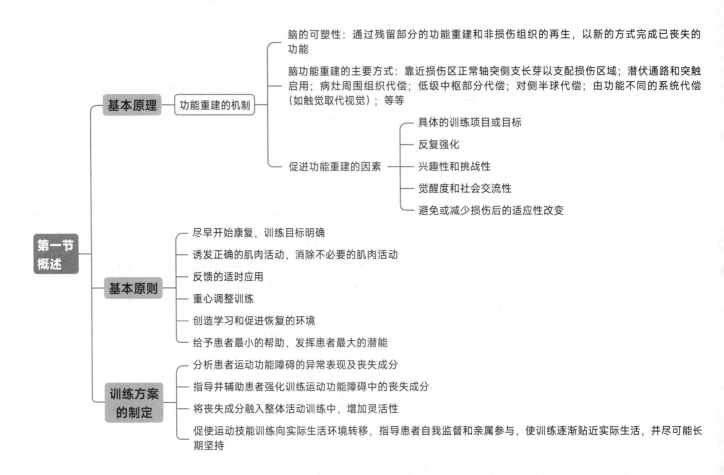

第一节 概述

基本原理

功能重建的机制

脑的可塑性：通过残留部分的功能重建和非损伤组织的再生，以新的方式完成已丧失的功能

脑功能重建的主要方式：靠近损伤区正常轴突侧支长芽以支配损伤区域；潜伏通路和突触启用；病灶周围组织代偿；低级中枢部分代偿；对侧半球代偿；由功能不同的系统代偿（如触觉取代视觉）；等等

促进功能重建的因素
- 具体的训练项目或目标
- 反复强化
- 兴趣性和挑战性
- 觉醒度和社会交流性
- 避免或减少损伤后的适应性改变

基本原则
- 尽早开始康复，训练目标明确
- 诱发正确的肌肉活动，消除不必要的肌肉活动
- 反馈的适时应用
- 重心调整训练
- 创造学习和促进恢复的环境
- 给予患者最小的帮助，发挥患者最大的潜能

训练方案的制定
- 分析患者运动功能障碍的异常表现及丧失成分
- 指导并辅助患者强化训练运动功能障碍中的丧失成分
- 将丧失成分融入整体活动训练中，增加灵活性
- 促使运动技能训练向实际生活环境转移，指导患者自我监督和亲属参与，使训练逐渐贴近实际生活，并尽可能长期坚持

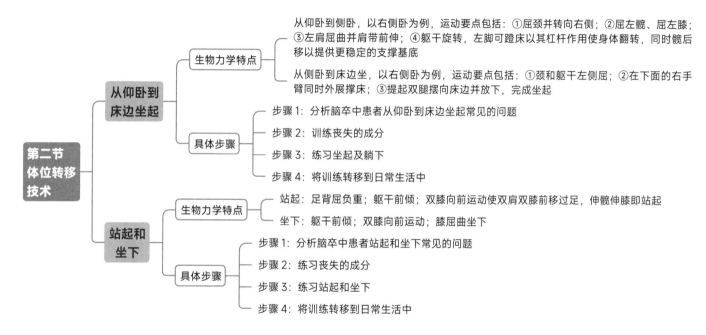

从仰卧到侧卧，以右侧卧为例，运动要点包括：①屈颈并转向右侧；②屈左髋、屈左膝；③左肩屈曲并肩带前伸；④躯干旋转，左脚可蹬床以其杠杆作用使身体翻转，同时髋后移以提供更稳定的支撑基底

从侧卧到床边坐，以右侧卧为例，运动要点包括：①颈和躯干左侧屈；②在下面的右手臂同时外展撑床；③提起双腿摆向床边并放下，完成坐起

生物力学特点

第二节
体位转移
技术

从仰卧到
床边坐起

具体步骤

步骤1：分析脑卒中患者从仰卧到床边坐起常见的问题
步骤2：训练丧失的成分
步骤3：练习坐起及躺下
步骤4：将训练转移到日常生活中

站起和
坐下

生物力学特点

站起：足背屈负重；躯干前倾；双膝向前运动使双肩双膝前移过足，伸髋伸膝即站起
坐下：躯干前倾；双膝向前运动；膝屈曲坐下

具体步骤

步骤1：分析脑卒中患者站起和坐下常见的问题
步骤2：练习丧失的成分
步骤3：练习站起和坐下
步骤4：将训练转移到日常生活中

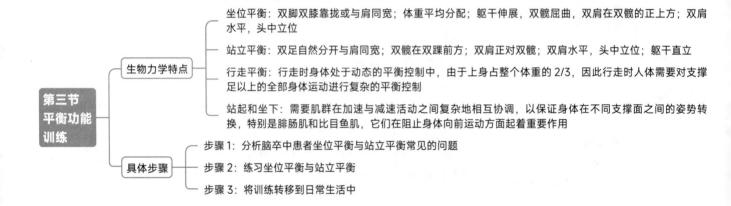

第三节
平衡功能
训练

生物力学特点

坐位平衡：双脚双膝靠拢或与肩同宽；体重平均分配；躯干伸展，双髋屈曲，双肩在双髋的正上方；双肩水平，头中立位

站立平衡：双足自然分开与肩同宽；双髋在双踝前方；双肩正对双髋；双肩水平，头中立位；躯干直立

行走平衡：行走时身体处于动态的平衡控制中，由于上身占整个体重的 2/3，因此行走时人体需要对支撑足以上的全部身体运动进行复杂的平衡控制

站起和坐下：需要肌群在加速与减速活动之间复杂地相互协调，以保证身体在不同支撑面之间的姿势转换，特别是腓肠肌和比目鱼肌，它们在阻止身体向前运动方面起着重要作用

具体步骤

步骤 1：分析脑卒中患者坐位平衡与站立平衡常见的问题

步骤 2：练习坐位平衡与站立平衡

步骤 3：将训练转移到日常生活中

第四节 步行功能训练

- **生物力学特点**
  - 独立平地行走的生物力学特点（见教材 P313 表 13-1）
  - 楼梯行走与平地行走相比，关节活动范围、肌肉收缩和关节受力等方面的生物力学特点均不同，因此，需要特异性训练。下肢伸肌肌力在楼梯行走中非常关键，因为全身重量基本要靠单腿支撑。上楼梯时，重心移至前腿，前腿伸肌向心收缩，将身体垂直上提；而下楼梯时，重心保持在后腿上，后腿伸肌离心收缩以对抗重力

- **具体步骤**
  - 步骤 1：分析脑卒中患者行走常见的问题
  - 步骤 2：练习丧失的成分
  - 步骤 3：训练行走
  - 步骤 4：将训练转移到日常生活中

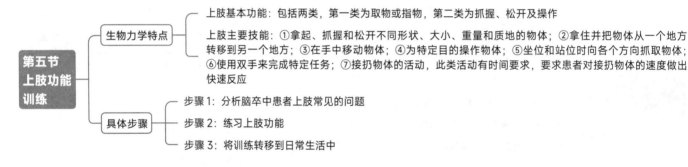

第五节 上肢功能训练

生物力学特点

上肢基本功能：包括两类，第一类为取物或指物，第二类为抓握、松开及操作

上肢主要技能：①拿起、抓握和松开不同形状、大小、重量和质地的物体；②拿住并把物体从一个地方转移到另一个地方；③在手中移动物体；④为特定目的操作物体；⑤坐位和站位时向各个方向抓取物体；⑥使用双手来完成特定任务；⑦接扔物体的活动，此类活动有时间要求，要求患者对接扔物体的速度做出快速反应

具体步骤

步骤1：分析脑卒中患者上肢常见的问题

步骤2：练习上肢功能

步骤3：将训练转移到日常生活中

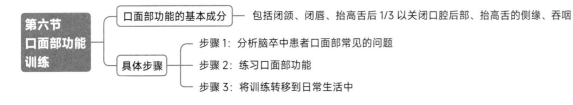

📋 第十四章　强制性使用技术

重点掌握
————
强制性使用技术的特点

章节概览 ── 第一节　概述

第二节　临床应用

第一节 概述

基本概念

强制性使用技术（CIMT）：指在康复治疗及生活环境中限制脑卒中、脑外伤等神经系统疾病患者使用健侧肢体，强制性反复使用患侧肢体的一种康复治疗技术

习得性失用：中枢神经系统损伤后通常可出现运动功能和感觉功能的抑制，这种抑制在损伤早期导致患侧肢体失去运动功能，代偿性使用健侧肢体，从而使患侧肢体失用

失用性强化过程：由于患侧肢体的功能障碍，患者用健侧肢体代替患侧肢体活动，忽视了患侧肢体的功能，患侧肢体得不到锻炼，加重了患侧肢体的功能障碍，导致患侧肢体失用

习得性使用：中枢神经系统损伤的患者在病程中出现患侧肢体习得性失用，通过强制性限制健侧肢体的使用，学习使用患侧肢体，促进患侧肢体的功能恢复

塑型技术：神经元之间的相互联系在内、外环境因素的作用下发生改变，通过试图使用患侧肢体出现的疼痛或异常运动模式，反馈性强化大脑的功能重组能力，激发脑细胞活动，从而改善患侧肢体的运动功能

改良 CIMT：由于早期使用的 CIMT 可能使患者出现不适或不能够很好地坚持，以及治疗师担心患者的安全，将早期的 CIMT 的每天治疗时间和疗程进行调整，并不固定健侧肢体，使患者更安全且易接受

强制性使用技术的特点

组成（见教材 P321~322）

- "塑形"训练技术
- 限制使用健侧肢体
- 强制使用患侧肢体
- 训练内容

理论基础

CIMT 的基本概念是在生活环境中限制患者使用健侧肢体，强制反复使用患侧肢体。其理论基础来源于行为心理学和神经科学中"习得性失用"的形成和矫正过程

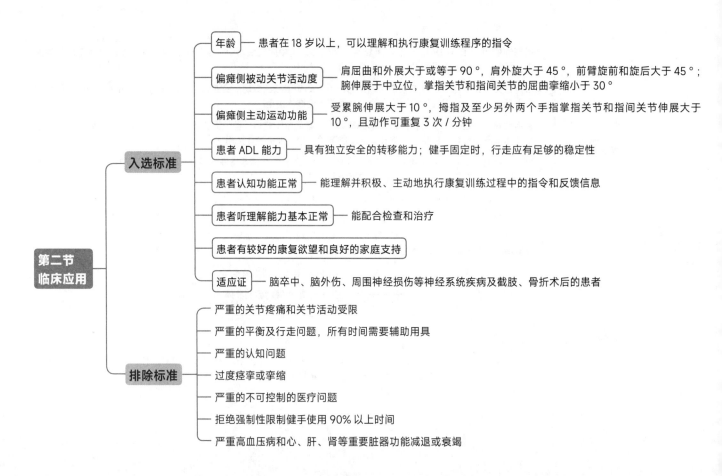

第二节
临床应用

入选标准

年龄 —— 患者在 18 岁以上，可以理解和执行康复训练程序的指令

偏瘫侧被动关节活动度 —— 肩屈曲和外展大于或等于 90°，肩外旋大于 45°，前臂旋前和旋后大于 45°；腕伸展于中立位，掌指关节和指间关节的屈曲挛缩小于 30°

偏瘫侧主动运动功能 —— 受累腕伸展大于 10°，拇指及至少另外两个手指掌指关节和指间关节伸展大于 10°，且动作可重复 3 次 / 分钟

患者 ADL 能力 —— 具有独立安全的转移能力；健手固定时，行走应有足够的稳定性

患者认知功能正常 —— 能理解并积极、主动地执行康复训练过程中的指令和反馈信息

患者听理解能力基本正常 —— 能配合检查和治疗

患者有较好的康复欲望和良好的家庭支持

适应证 —— 脑卒中、脑外伤、周围神经损伤等神经系统疾病及截肢、骨折术后的患者

排除标准

严重的关节疼痛和关节活动受限

严重的平衡及行走问题，所有时间需要辅助用具

严重的认知问题

过度痉挛或挛缩

严重的不可控制的医疗问题

拒绝强制性限制健手使用 90% 以上时间

严重高血压病和心、肝、肾等重要脏器功能减退或衰竭

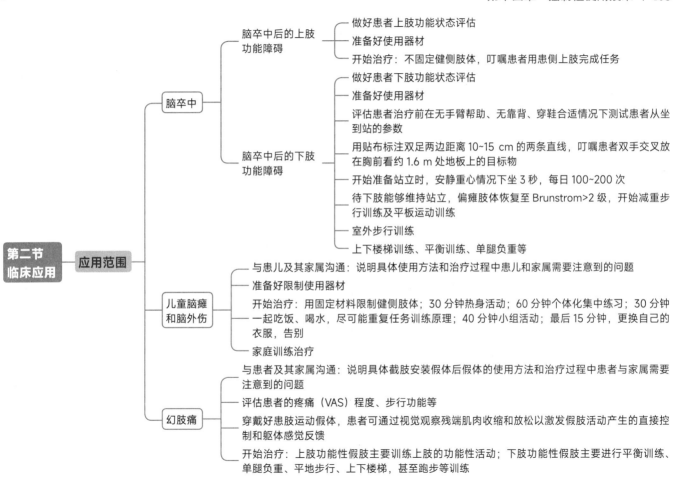

第二节 临床应用 — 应用范围

脑卒中
- 脑卒中后的上肢功能障碍
  - 做好患者上肢功能状态评估
  - 准备好使用器材
  - 开始治疗：不固定健侧肢体，叮嘱患者用患侧上肢完成任务
- 脑卒中后的下肢功能障碍
  - 做好患者下肢功能状态评估
  - 准备好使用器材
  - 评估患者治疗前在无手臂帮助、无靠背、穿鞋合适情况下测试患者从坐到站的参数
  - 用贴布标注双足两边距离 10~15 cm 的两条直线，叮嘱患者双手交叉放在胸前看约 1.6 m 处地板上的目标物
  - 开始准备站立时，安静重心情况下坐 3 秒，每日 100~200 次
  - 待下肢能够维持站立，偏瘫肢体恢复至 Brunstrom>2 级，开始减重步行训练及平板运动训练
  - 室外步行训练
  - 上下楼梯训练、平衡训练、单腿负重等

儿童脑瘫和脑外伤
- 与患儿及其家属沟通：说明具体使用方法和治疗过程中患儿和家属需要注意到的问题
- 准备好限制使用器材
- 开始治疗：用固定材料限制健侧肢体；30 分钟热身活动；60 分钟个体化集中练习；30 分钟一起吃饭、喝水，尽可能重复任务训练原理；40 分钟小组活动；最后 15 分钟，更换自己的衣服，告别
- 家庭训练治疗

幻肢痛
- 与患者及其家属沟通：说明具体截肢安装假体后假体的使用方法和治疗过程中患者与家属需要注意到的问题
- 评估患者的疼痛（VAS）程度、步行功能等
- 穿戴好患肢运动假体，患者可通过视觉观察残端肌肉收缩和放松以激发假肢活动产生的直接控制和躯体感觉反馈
- 开始治疗：上肢功能性假肢主要训练上肢的功能性活动；下肢功能性假肢主要进行平衡训练、单腿负重、平地步行、上下楼梯，甚至跑步等训练

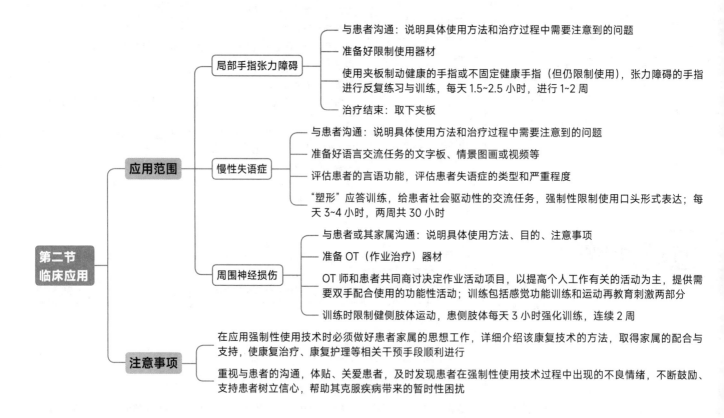

第二节
临床应用

应用范围

局部手指张力障碍
- 与患者沟通：说明具体使用方法和治疗过程中需要注意到的问题
- 准备好限制使用器材
- 使用夹板制动健康的手指或不固定健康手指（但仍限制使用），张力障碍的手指进行反复练习与训练，每天 1.5~2.5 小时，进行 1~2 周
- 治疗结束：取下夹板

慢性失语症
- 与患者沟通：说明具体使用方法和治疗过程中需要注意到的问题
- 准备好语言交流任务的文字板、情景图画或视频等
- 评估患者的言语功能，评估患者失语症的类型和严重程度
- "塑形"应答训练，给患者社会驱动性的交流任务，强制性限制使用口头形式表达；每天 3~4 小时，两周共 30 小时

周围神经损伤
- 与患者或其家属沟通：说明具体使用方法、目的、注意事项
- 准备 OT（作业治疗）器材
- OT 师和患者共同商讨决定作业活动项目，以提高个人工作有关的活动为主，提供需要双手配合使用的功能性活动；训练包括感觉功能训练和运动再教育刺激两部分
- 训练时限制健侧肢体运动，患侧肢体每天 3 小时强化训练，连续 2 周

注意事项
- 在应用强制性使用技术时必须做好患者家属的思想工作，详细介绍该康复技术的方法，取得家属的配合与支持，康复治疗、康复护理等相关干预手段顺利进行
- 重视与患者的沟通，体贴、关爱患者，及时发现患者在强制性使用技术过程中出现的不良情绪，不断鼓励、支持患者树立信心，帮助其克服疾病带来的暂时性困扰

📋 第十五章　心肺功能训练

重点掌握

肺功能训练

生理基础

左心，泵血通过除肺外的全身组织器官，称为体循环。体循环把含氧丰富的动脉血送至身体各部分，并通过毛细血管与组织进行气体和营养物质的交换，交换后动脉血变为静脉血，通过静脉回流至右心房

右心，泵血通过肺，称为肺循环。肺循环把静脉血泵至肺，进行气体交换，重新成为动脉血并回流至左心

在进行有氧运动时，心排出量会因心率或每搏输出量的增加而增加。靶心率又称"运动中适宜心率"，是在运动中用来衡量运动强度的一个重要指标

训练机制

心功能康复可延缓和阻止冠状动脉粥样硬化的发生和发展，心功能康复有抗血栓形成作用，减少和防止动脉斑块阻塞冠状动脉的危险。心功能康复能达到冠状动脉再通的疗效，防止冠状动脉成术后再发狭窄，并维持冠状动脉搭桥术后血管桥的通畅。心功能康复可缩短和减轻心脏移植术后体能下降的过程和程度，从而成为心脏移植术后治疗的组成部分

第一节 心功能训练

适应证和禁忌证（见教材 P330）

心功能训练的实施

国际上一般将心功能康复训练分为三期：
Ⅰ期是院内康复期，指急性心肌梗死或急性冠状动脉综合征住院的早期康复，发达国家此期已经缩短到 3~7 天；
Ⅱ期是院外早期康复期，指从患者出院开始，至病情稳定性完全建立为止，时间为 5~6 周；
Ⅲ期是院外长期康复期，指病情处于较长期稳定状态，或Ⅱ期结束的冠心病患者，包括陈旧性心肌梗死、稳定型心绞痛及隐性冠心病

第Ⅰ期（院内康复期）康复

康复目标：缩短住院时间，促进日常生活及运动能力的恢复，增加患者的自信力，减少心理痛苦，减少再住院，避免卧床带来的不利影响，低水平运动试验阴性，可以按正常节奏连续行走 100~200 m 或上下 1~2 层楼而无症状和体征。运动能力达到 2~3 METs，能够适应家庭生活，使患者了解冠心病的危险因素及注意事项，在心理上适应疾病的发作和处理生活中的相关问题。提醒戒烟，为Ⅱ期康复提供全面完整的病情信息，并做好准备

治疗方案：
①运动疗法：床上活动、呼吸训练、坐位训练、步行训练、保持大便通畅、上下楼活动。
②心理康复与健康教育：安排对患者的医学常识教育，使其理解冠心病的发病特点、注意事项和预防再次发作的方法

第一节
心功能训练

心功能训练
的实施

第Ⅱ期（院外早期康复期）康复

康复目标：康复计划中增加每周 3~5 次心电监护或者血压监护下的中等强度运动，包括有氧运动、抗阻运动和柔韧性训练。患者逐步恢复一般日常生活活动能力，包括轻度家务劳动、娱乐活动等。运动能力达到 4~6 METs，提高生活质量。对体力活动没有更高要求的患者可停留在此期。Ⅱ期患者的康复在家庭中完成

治疗方案：
①运动形式：主要包括有氧运动和无氧运动。有氧运动包括走路、慢跑、游泳、骑自行车等；无氧运动包括静力训练、负重等。
②运动时间：心脏病患者的运动时间通常为 10~60 分钟，最佳运动时间为 30~60 分钟。
③运动强度：建议患者从 50% 的最大摄氧量或最大心率的运动强度开始，运动强度逐渐达到 80% 的最大摄氧量或最大心率。
④运动频率：每周至少 3 天，最好每周 7 天。
⑤注意事项：运动过程中，要对患者进行监测，并给予必要的指导

第Ⅲ期（院外长期康复期）康复

康复目标：为减少心肌梗死或其他心血管疾病风险，强化生活方式的改变，进一步的运动康复是必要的，此期的关键是维持已形成的健康生活方式和运动习惯

治疗方案：
①运动方式包括有氧训练、力量训练、柔韧性训练、作业训练、医疗体操、气功等。运动形式可以分为间断性运动和连续性运动。运动量要达到一定的阈值才能产生训练效应。
②每一次训练课都应包括三个部分，即准备活动部分、基本活动部分和整理活动部分。
③在运动处方的实施过程中，应对治疗性运动处方的实施进行医务监督

心理康复及康复宣传教育

医护人员必须给予患者医学常识教育，使其理解心脏病的发病特点、注意事项和预防再次发作的方法

宣传教育是二级预防的重要内容和康复程序的重要组成部分。通过向患者及其家属进行宣传教育，使患者保持健康的生活行为，达到心脏康复的预定目标

根据不同种类的心脏疾患进行针对性的宣教，主要内容应包括心脏正常解剖与心功能、疾病的性质和过程，冠心病急性发作的预防措施；药物的作用、剂量及副作用；什么是健康的生活方式，如何纠正饮食习惯、戒烟；如何参加适当的文娱和体育活动；等等

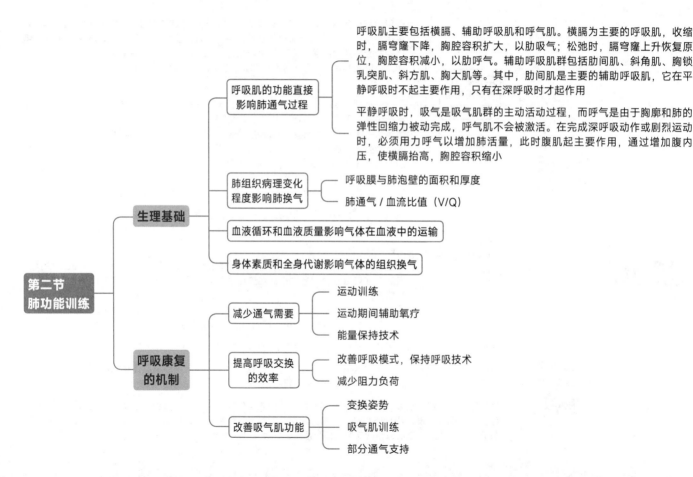

第二节
肺功能训练

生理基础

呼吸肌的功能直接影响肺通气过程

呼吸肌主要包括横膈、辅助呼吸肌和呼气肌。横膈为主要的呼吸肌，收缩时，膈穹窿下降，胸腔容积扩大，以肺吸气；松弛时，膈穹窿上升恢复原位，胸腔容积减小，以肺呼气。辅助呼吸肌群包括肋间肌、斜角肌、胸锁乳突肌、斜方肌、胸大肌等。其中，肋间肌是主要的辅助呼吸肌，它在平静呼吸时不起主要作用，只有在深呼吸时才起作用

平静呼吸时，吸气是吸气肌群的主动活动过程，而呼气是由于胸廓和肺的弹性回缩力被动完成，呼气肌不会被激活。在完成深呼吸动作或剧烈运动时，必须用力呼气以增加肺活量，此时腹肌起主要作用，通过增加腹内压，使横膈抬高，胸腔容积缩小

肺组织病理变化程度影响肺换气
- 呼吸膜与肺泡壁的面积和厚度
- 肺通气 / 血流比值（V/Q）

血液循环和血液质量影响气体在血液中的运输

身体素质和全身代谢影响气体的组织换气

呼吸康复的机制

减少通气需要
- 运动训练
- 运动期间辅助氧疗
- 能量保持技术

提高呼吸交换的效率
- 改善呼吸模式，保持呼吸技术
- 减少阻力负荷

改善吸气肌功能
- 变换姿势
- 吸气肌训练
- 部分通气支持

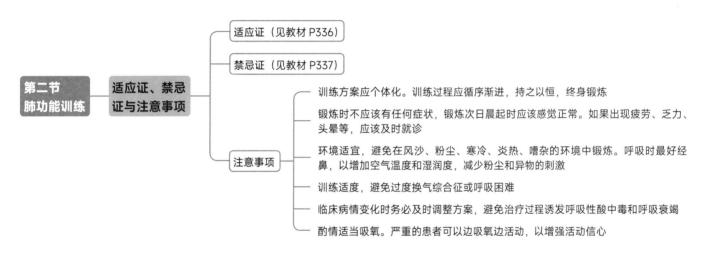

**第二节
肺功能训练** — **适应证、禁忌
证与注意事项**

- 适应证（见教材 P336）
- 禁忌证（见教材 P337）
- 注意事项
  - 训练方案应个体化。训练过程应循序渐进，持之以恒，终身锻炼
  - 锻炼时不应该有任何症状，锻炼次日晨起时应该感觉正常。如果出现疲劳、乏力、头晕等，应该及时就诊
  - 环境适宜，避免在风沙、粉尘、寒冷、炎热、嘈杂的环境中锻炼。呼吸时最好经鼻，以增加空气温度和湿润度，减少粉尘和异物的刺激
  - 训练适度，避免过度换气综合征或呼吸困难
  - 临床病情变化时务必及时调整方案，避免治疗过程诱发呼吸性酸中毒和呼吸衰竭
  - 酌情适当吸氧。严重的患者可以边吸氧边活动，以增强活动信心

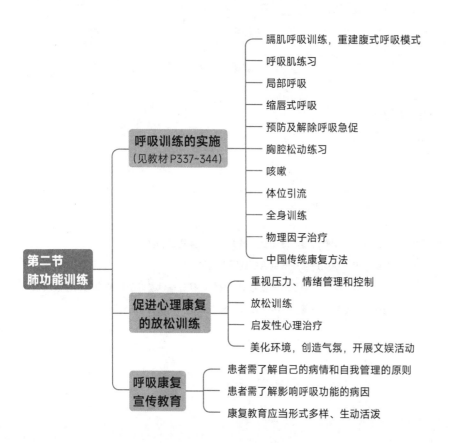

膈肌呼吸训练，重建腹式呼吸模式

呼吸肌练习

局部呼吸

缩唇式呼吸

预防及解除呼吸急促

呼吸训练的实施
（见教材 P337~344）

胸腔松动练习

咳嗽

体位引流

全身训练

物理因子治疗

中国传统康复方法

第二节
肺功能训练

重视压力、情绪管理和控制

放松训练

促进心理康复
的放松训练

启发性心理治疗

美化环境，创造气氛，开展文娱活动

患者需了解自己的病情和自我管理的原则

呼吸康复
宣传教育

患者需了解影响呼吸功能的病因

康复教育应当形式多样、生动活泼

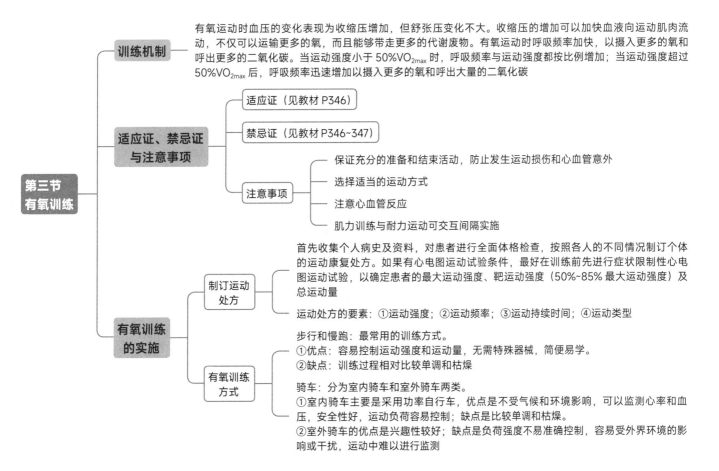

第三节 有氧训练

训练机制

有氧运动时血压的变化表现为收缩压增加，但舒张压变化不大。收缩压的增加可以加快血液向运动肌肉流动，不仅可以运输更多的氧，而且能够带走更多的代谢废物。有氧运动时呼吸频率加快，以摄入更多的氧和呼出更多的二氧化碳。当运动强度小于 $50\%VO_{2max}$ 时，呼吸频率与运动强度都按比例增加；当运动强度超过 $50\%VO_{2max}$ 后，呼吸频率迅速增加以摄入更多的氧和呼出大量的二氧化碳

适应证、禁忌证与注意事项

- 适应证（见教材 P346）
- 禁忌证（见教材 P346~347）
- 注意事项
  - 保证充分的准备和结束活动，防止发生运动损伤和心血管意外
  - 选择适当的运动方式
  - 注意心血管反应
  - 肌力训练与耐力运动可交互间隔实施

有氧训练的实施

- 制订运动处方
  - 首先收集个人病史及资料，对患者进行全面体格检查，按照各人的不同情况制订个体的运动康复处方。如果有心电图运动试验条件，最好在训练前先进行症状限制性心电图运动试验，以确定患者的最大运动强度、靶运动强度（50%~85% 最大运动强度）及总运动量
  - 运动处方的要素：①运动强度；②运动频率；③运动持续时间；④运动类型

- 有氧训练方式
  - 步行和慢跑：最常用的训练方式。
    ①优点：容易控制运动强度和运动量，无需特殊器械，简便易学。
    ②缺点：训练过程相对比较单调和枯燥
  - 骑车：分为室内骑车和室外骑车两类。
    ①室内骑车主要是采用功率自行车，优点是不受气候和环境影响，可以监测心率和血压，安全性好，运动负荷容易控制；缺点是比较单调和枯燥。
    ②室外骑车的优点是兴趣性较好；缺点是负荷强度不易准确控制，容易受外界环境的影响或干扰，运动中难以进行监测

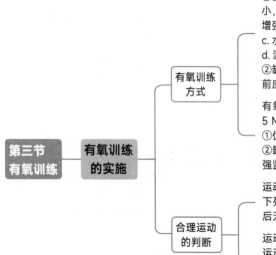

第三节 有氧训练

有氧训练的实施

有氧训练方式

游泳：
①优点：a. 运动时水的浮力对皮肤、肌肉和关节有很好的安抚作用，关节和脊柱的承重较小，有利于骨关节疾病和脊柱病患者的锻炼，运动损伤很少。b. 水对胸腔的压力，有助于增强心肺功能。游泳时水的浮力对全身有按摩作用，运动损伤较小，有助于增强心肺功能。c. 水温一般低于体温，运动时体温的散发高于陆上运动，有助于肥胖患者消耗额外的能量。d. 温水游泳池的水温及水压对肢体痉挛者有良好的解痉作用。
②缺点：需要游泳场地，运动强度变异较大，所以运动时要特别注意观察患者反应。运动前应在陆地上有充分的准备活动，以使肌肉、骨关节及心血管系统有充分的应激适应

有氧舞蹈：采用中、快节奏的交谊舞、迪斯科、韵律健身操等，运动强度可以达到3~5 METs。
①优点：兴趣性好，患者容易接受并坚持。
②缺点：受情绪因素影响较明显，所以运动强度有时难以控制，对于心血管病患者必须加强监护

合理运动的判断

运动强度指标：
下列情况提示运动强度过大：①不能完成运动；②活动时因气喘而不能自由交谈；③运动后无力或恶心

运动量指标：
运动量过大会导致过度训练。过度训练表现为训练与恢复、运动和运动能力、应激和耐受能力之间的不平衡。过度训练的症状由自主神经系统引起，表现为：①慢性持续性疲劳；②运动后持续性关节酸痛；③运动当日失眠；④运动次日清晨安静心率突然出现明显变快或变慢，或感觉不适；⑤情绪改变

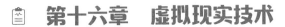

第十六章　虚拟现实技术

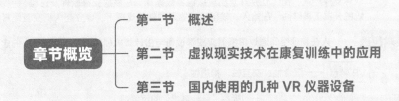

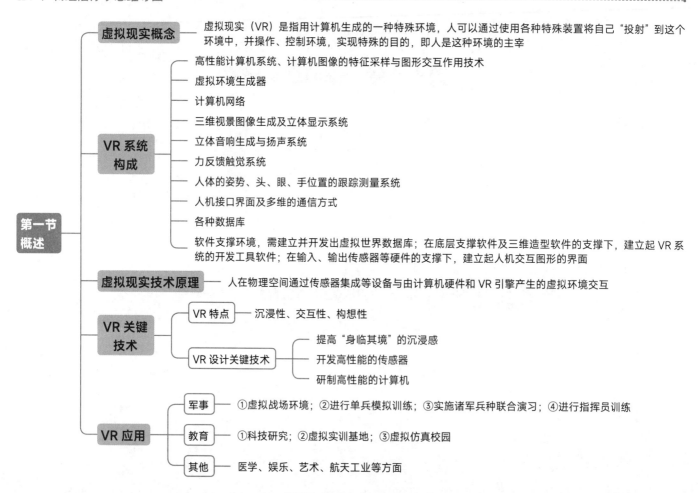

第一节 概述

- **虚拟现实概念** —— 虚拟现实（VR）是指用计算机生成的一种特殊环境，人可以通过使用各种特殊装置将自己"投射"到这个环境中，并操作、控制环境，实现特殊的目的，即人是这种环境的主宰

- **VR 系统构成**
  - 高性能计算机系统、计算机图像的特征采样与图形交互作用技术
  - 虚拟环境生成器
  - 计算机网络
  - 三维视景图像生成及立体显示系统
  - 立体音响生成与扬声系统
  - 力反馈触觉系统
  - 人体的姿势、头、眼、手位置的跟踪测量系统
  - 人机接口界面及多维的通信方式
  - 各种数据库
  - 软件支撑环境，需建立并开发出虚拟世界数据库；在底层支撑软件及三维造型软件的支撑下，建立起 VR 系统的开发工具软件；在输入、输出传感器等硬件的支撑下，建立起人机交互图形的界面

- **虚拟现实技术原理** —— 人在物理空间通过传感器集成等设备与由计算机硬件和 VR 引擎产生的虚拟环境交互

- **VR 关键技术**
  - **VR 特点** —— 沉浸性、交互性、构想性
  - **VR 设计关键技术**
    - 提高"身临其境"的沉浸感
    - 开发高性能的传感器
    - 研制高性能的计算机

- **VR 应用**
  - **军事** —— ①虚拟战场环境；②进行单兵模拟训练；③实施诸军兵种联合演习；④进行指挥员训练
  - **教育** —— ①科技研究；②虚拟实训基地；③虚拟仿真校园
  - **其他** —— 医学、娱乐、艺术、航天工业等方面

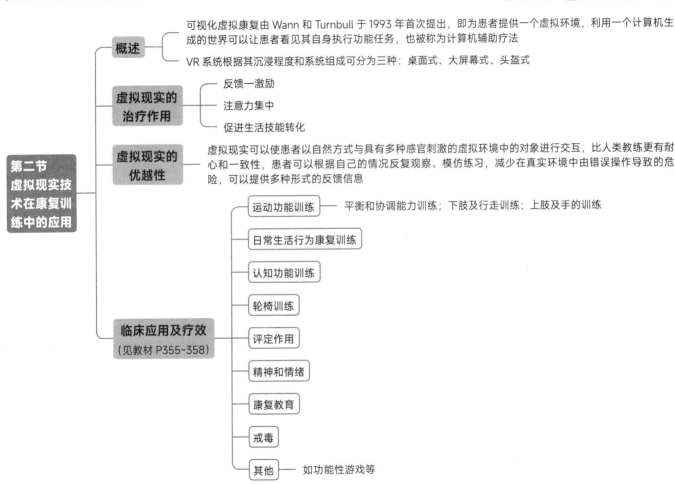

概述
- 可视化虚拟康复由 Wann 和 Turnbull 于 1993 年首次提出，即为患者提供一个虚拟环境，利用一个计算机生成的世界可以让患者看见其自身执行功能任务，也被称为计算机辅助疗法
- VR 系统根据其沉浸程度和系统组成可分为三种：桌面式、大屏幕式、头盔式

虚拟现实的治疗作用
- 反馈—激励
- 注意力集中
- 促进生活技能转化

虚拟现实的优越性
虚拟现实可以使患者以自然方式与具有多种感官刺激的虚拟环境中的对象进行交互，比人类教练更有耐心和一致性，患者可以根据自己的情况反复观察、模仿练习，减少在真实环境中由错误操作导致的危险，可以提供多种形式的反馈信息

第二节 虚拟现实技术在康复训练中的应用

临床应用及疗效（见教材 P355~358）
- 运动功能训练 —— 平衡和协调能力训练；下肢及行走训练；上肢及手的训练
- 日常生活行为康复训练
- 认知功能训练
- 轮椅训练
- 评定作用
- 精神和情绪
- 康复教育
- 戒毒
- 其他 —— 如功能性游戏等

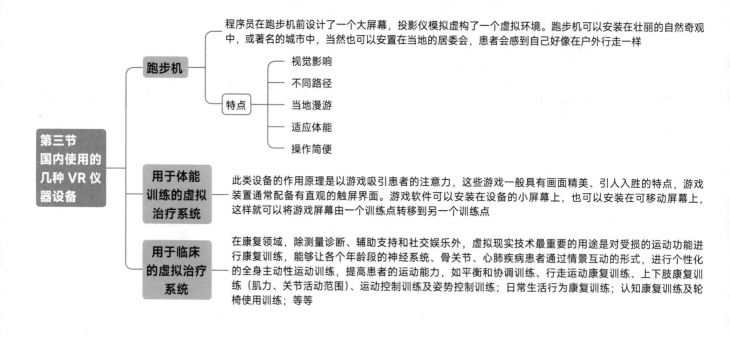

跑步机 程序员在跑步机前设计了一个大屏幕，投影仪模拟虚构了一个虚拟环境。跑步机可以安装在壮丽的自然奇观中，或著名的城市中，当然也可以安置在当地的居委会，患者会感到自己好像在户外行走一样

特点
- 视觉影响
- 不同路径
- 当地漫游
- 适应体能
- 操作简便

第三节 国内使用的几种 VR 仪器设备

用于体能训练的虚拟治疗系统 此类设备的作用原理是以游戏吸引患者的注意力，这些游戏一般具有画面精美、引人入胜的特点，游戏装置通常配备有直观的触屏界面。游戏软件可以安装在设备的小屏幕上，也可以安装在可移动屏幕上，这样就可以将游戏屏幕由一个训练点转移到另一个训练点

用于临床的虚拟治疗系统 在康复领域，除测量诊断、辅助支持和社交娱乐外，虚拟现实技术最重要的用途是对受损的运动功能进行康复训练，能够让各个年龄段的神经系统、骨关节、心肺疾病患者通过情景互动的形式，进行个性化的全身主动性运动训练，提高患者的运动能力，如平衡和协调训练、行走运动康复训练、上下肢康复训练（肌力、关节活动范围）、运动控制训练及姿势控制训练；日常生活行为康复训练；认知康复训练及轮椅使用训练；等等

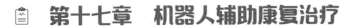

第十七章 机器人辅助康复治疗

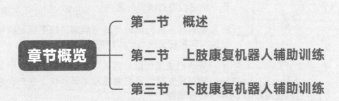

章节概览

第一节 概述

第二节 上肢康复机器人辅助训练

第三节 下肢康复机器人辅助训练

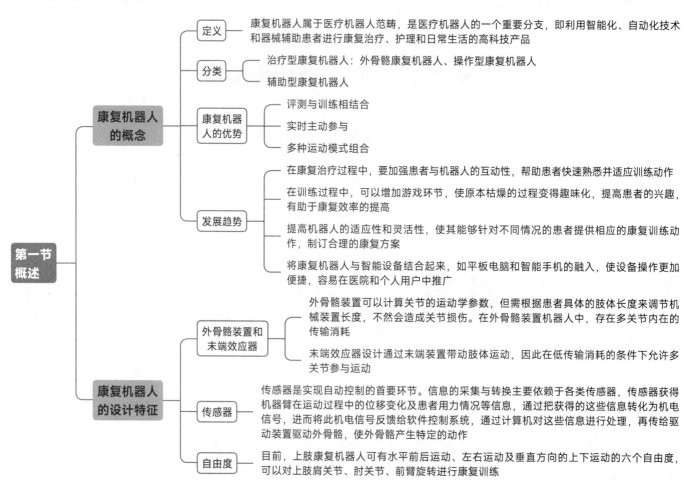

第一节 概述

康复机器人的概念

- **定义** —— 康复机器人属于医疗机器人范畴，是医疗机器人的一个重要分支，即利用智能化、自动化技术和器械辅助患者进行康复治疗、护理和日常生活的高科技产品

- **分类**
  - 治疗型康复机器人：外骨骼康复机器人、操作型康复机器人
  - 辅助型康复机器人

- **康复机器人的优势**
  - 评测与训练相结合
  - 实时主动参与
  - 多种运动模式组合

- **发展趋势**
  - 在康复治疗过程中，要加强患者与机器人的互动性，帮助患者快速熟悉并适应训练动作
  - 在训练过程中，可以增加游戏环节，使原本枯燥的过程变得趣味化，提高患者的兴趣，有助于康复效率的提高
  - 提高机器人的适应性和灵活性，使其能够针对不同情况的患者提供相应的康复训练动作，制订合理的康复方案
  - 将康复机器人与智能设备结合起来，如平板电脑和智能手机的融入，使设备操作更加便捷，容易在医院和个人用户中推广

康复机器人的设计特征

- **外骨骼装置和末端效应器**
  - 外骨骼装置可以计算关节的运动学参数，但需根据患者具体的肢体长度来调节机械装置长度，不然会造成关节损伤。在外骨骼装置机器人中，存在多关节内在的传输消耗
  - 末端效应器设计通过末端装置带动肢体运动，因此在低传输消耗的条件下允许多关节参与运动

- **传感器** —— 传感器是实现自动控制的首要环节。信息的采集与转换主要依赖于各类传感器，传感器获得机器臂在运动过程中的位移变化及患者用力情况等信息，通过把获得的这些信息转化为机电信号，进而将此机电信号反馈给软件控制系统，通过计算机对这些信息进行处理，再传给驱动装置驱动外骨骼，使外骨骼产生特定的动作

- **自由度** —— 目前，上肢康复机器人可有水平前后运动、左右运动及垂直方向的上下运动的六个自由度，可以对上肢肩关节、肘关节、前臂旋转进行康复训练

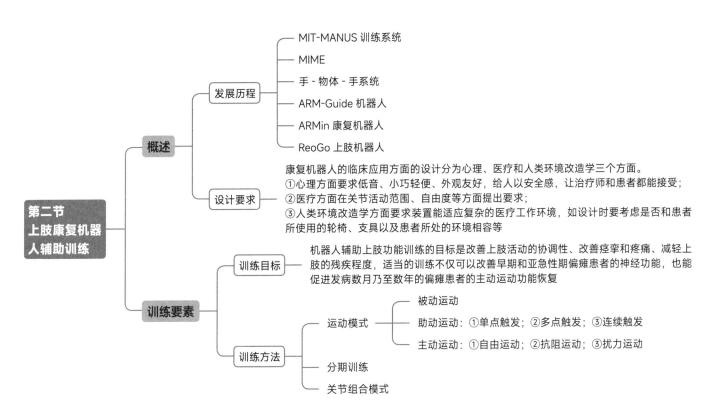

第二节 上肢康复机器人辅助训练

- **概述**
  - **发展历程**
    - MIT-MANUS 训练系统
    - MIME
    - 手 - 物体 - 手系统
    - ARM-Guide 机器人
    - ARMin 康复机器人
    - ReoGo 上肢机器人
  - **设计要求**
    - 康复机器人的临床应用方面的设计分为心理、医疗和人类环境改造学三个方面。
      ①心理方面要求低音、小巧轻便、外观友好，给人以安全感，让治疗师和患者都能接受；
      ②医疗方面在关节活动范围、自由度等方面提出要求；
      ③人类环境改造学方面要求装置能适应复杂的医疗工作环境，如设计时要考虑是否和患者所使用的轮椅、支具以及患者所处的环境相容等
- **训练要素**
  - **训练目标**
    - 机器人辅助上肢功能训练的目标是改善上肢活动的协调性、改善痉挛和疼痛、减轻上肢的残疾程度，适当的训练不仅可以改善早期和亚急性期偏瘫患者的神经功能，也能促进发病数月乃至数年的偏瘫患者的主动运动功能恢复
  - **训练方法**
    - **运动模式**
      - 被动运动
      - 助动运动：①单点触发；②多点触发；③连续触发
      - 主动运动：①自由运动；②抗阻运动；③扰力运动
    - 分期训练
    - 关节组合模式

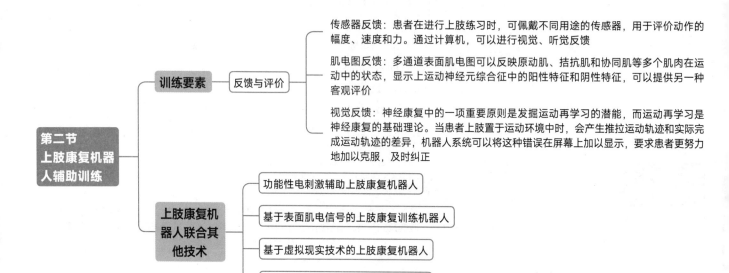

第二节 上肢康复机器人辅助训练

训练要素 — 反馈与评价

传感器反馈：患者在进行上肢练习时，可佩戴不同用途的传感器，用于评价动作的幅度、速度和力。通过计算机，可以进行视觉、听觉反馈

肌电图反馈：多通道表面肌电图可以反映原动肌、拮抗肌和协同肌等多个肌肉在运动中的状态，显示上运动神经元综合征中的阳性特征和阴性特征，可以提供另一种客观评价

视觉反馈：神经康复中的一项重要原则是发掘运动再学习的潜能，而运动再学习是神经康复的基础理论。当患者上肢置于运动环境中时，会产生推拉运动轨迹和实际完成运动轨迹的差异，机器人系统可以将这种错误在屏幕上加以显示，要求患者更努力地加以克服，及时纠正

上肢康复机器人联合其他技术

功能性电刺激辅助上肢康复机器人

基于表面肌电信号的上肢康复训练机器人

基于虚拟现实技术的上肢康复机器人

基于脑 - 机接口上肢康复训练机器人

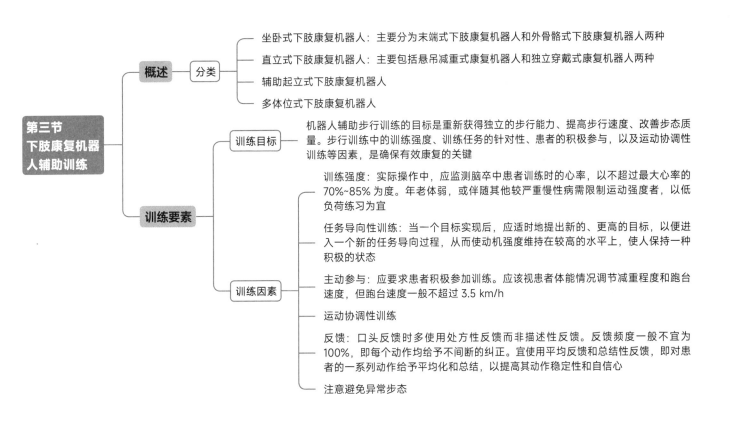

第三节 下肢康复机器人辅助训练

概述

　　分类
- 坐卧式下肢康复机器人：主要分为末端式下肢康复机器人和外骨骼式下肢康复机器人两种
- 直立式下肢康复机器人：主要包括悬吊减重式康复机器人和独立穿戴式康复机器人两种
- 辅助起立式下肢康复机器人
- 多体位式下肢康复机器人

训练要素

　　训练目标
- 机器人辅助步行训练的目标是重新获得独立的步行能力、提高步行速度、改善步态质量。步行训练中的训练强度、训练任务的针对性、患者的积极参与，以及运动协调性训练等因素，是确保有效康复的关键

　　训练因素
- 训练强度：实际操作中，应监测脑卒中患者训练时的心率，以不超过最大心率的70%~85% 为度。年老体弱，或伴随其他较严重慢性病需限制运动强度者，以低负荷练习为宜
- 任务导向性训练：当一个目标实现后，应适时地提出新的、更高的目标，以便进入一个新的任务导向过程，从而使动机强度维持在较高的水平上，使人保持一种积极的状态
- 主动参与：应要求患者积极参加训练。应该视患者体能情况调节减重程度和跑台速度，但跑台速度一般不超过 3.5 km/h
- 运动协调性训练
- 反馈：口头反馈时多使用处方性反馈而非描述性反馈。反馈频度一般不宜为100%，即每个动作均给予不间断的纠正。宜使用平均反馈和总结性反馈，即对患者的一系列动作给予平均化和总结，以提高其动作稳定性和自信心
- 注意避免异常步态

第三节 下肢康复机器人辅助训练 —— 下肢康复机器人辅助训练系统

- 外骨骼式矫正器
- 减重支持系统
- 运动跑台
- 注意事项
  - 使用前须先确定患者是否有运动治疗禁忌，以及是否满足跑台行走条件
  - 练习开始时以低速进行，指导患者训练时不要对抗设备，而要花一定时间来适应设备
  - 突发安全状况时，可使用跑台紧急制动
  - 在训练过程中要求患者目光平视，对着镜子调整身体姿势，在支撑相末期时完全伸展髋关节，强调训练时的节奏
  - 控制好训练强度，如果患者有跌倒风险则要降低训练速度；对于有协调障碍的患者，如帕金森病，可额外进行横向移动训练

📋 第十八章 电疗法

重点掌握

每种疗法的原理及其治疗作用

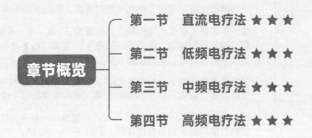

章节概览

第一节 直流电疗法 ★ ★ ★

第二节 低频电疗法 ★ ★ ★

第三节 中频电疗法 ★ ★ ★

第四节 高频电疗法 ★ ★ ★

理化作用基础：人体的液体对直流电的导电率最高，脑脊液、淋巴液、胆汁、血液等属优良导体。神经、肌肉、脑、肾等均属良导体。结缔组织、皮肤、脂肪、骨组织等导电性能差，属不良导体。人体各组织中，皮肤角质层的电阻最大，干的头发、指甲等几乎完全不导电

电解及电解产物：电解质溶液导电时，溶液中离子发生迁移和电极表面发生化学反应的过程，称为电解。在电极上产生原子或原子团，或者它们同溶剂进一步发生化学变化而产生的新物质，叫作电解产物

电泳与电渗：直流电通过人体时，带负电荷的蛋白质粒子及其吸附层向阳极移动，称为电泳；扩散层正离子连同其水化膜向阴极移动，称为电渗。由于电泳的作用，蛋白质粒子向阳极移动，阳极下蛋白质的密度增高，组织致密，阴极下蛋白质的密度降低；由于电渗的作用，水分子向阴极移动，阴极下的水分相对增多，阳极下的水分减少，组织疏松

第一节 直流电疗法 — 概述 — 生物物理与化学作用

酸碱度改变：在直流电作用下，金属离子 Na^+、K^+、Ca^{2+}、Mg^{2+} 等向阴极移动，而许多酸根和有机酸向阳极移动；同时由于阴极下产生碱性电解产物，而阳极下产生酸性电解产物，所以在阴极下碱性升高，而阳极部位呈酸性

细胞膜通透性变化：阳极下 Ca^{2+} 浓度相对升高，细胞膜变致密，细胞膜通透性降低，物质经膜交换减慢；阴极下 K^+ 浓度相对升高，细胞膜变疏松，细胞膜通透性升高，物质经膜交换加速

组织兴奋性变化：阴极下 K^+ 和 Na^+ 的浓度相对升高，导致阴极下碱性升高，H^+ 浓度较低，所以阴极有提高组织兴奋性的作用；阳极下 Ca^{2+} 和 Mg^{2+} 的浓度相对升高，H^+ 浓度较高，所以阳极有降低组织兴奋性的作用

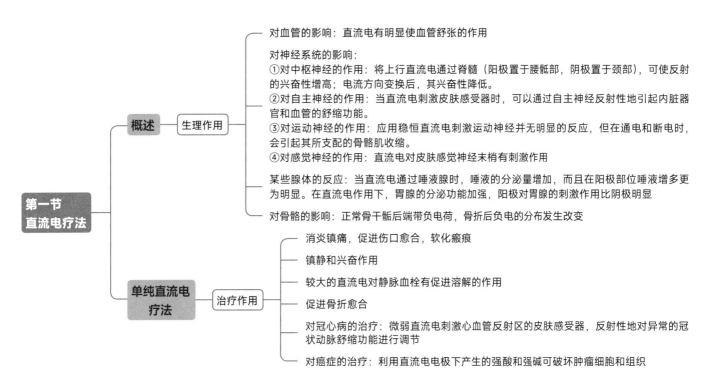

第一节 直流电疗法

概述

生理作用

对血管的影响：直流电有明显使血管舒张的作用

对神经系统的影响：
①对中枢神经的作用：将上行直流电通过脊髓（阳极置于腰骶部，阴极置于颈部），可使反射的兴奋性增高；电流方向变换后，其兴奋性降低。
②对自主神经的作用：当直流电刺激皮肤感受器时，可以通过自主神经反射性地引起内脏器官和血管的舒缩功能。
③对运动神经的作用：应用稳恒直流电刺激运动神经并无明显的反应，但在通电和断电时，会引起其所支配的骨骼肌收缩。
④对感觉神经的作用：直流电对皮肤感觉神经末梢有刺激作用

某些腺体的反应：当直流电通过唾液腺时，唾液的分泌量增加，而且在阳极部位唾液增多更为明显。在直流电作用下，胃腺的分泌功能加强，阳极对胃腺的刺激作用比阴极明显

对骨骼的影响：正常骨干骺后端带负电荷，骨折后负电的分布发生改变

单纯直流电疗法

治疗作用

消炎镇痛，促进伤口愈合，软化瘢痕

镇静和兴奋作用

较大的直流电对静脉血栓有促进溶解的作用

促进骨折愈合

对冠心病的治疗：微弱直流电刺激心血管反射区的皮肤感受器，反射性地对异常的冠状动脉舒缩功能进行调节

对癌症的治疗：利用直流电电极下产生的强酸和强碱可破坏肿瘤细胞和组织

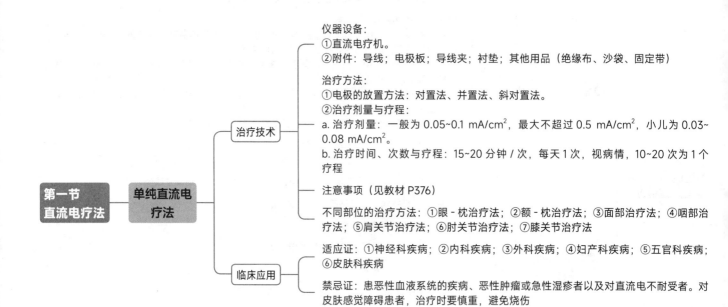

仪器设备：
①直流电疗机。
②附件：导线；电极板；导线夹；衬垫；其他用品（绝缘布、沙袋、固定带）

治疗方法：
①电极的放置方法：对置法、并置法、斜对置法。
②治疗剂量与疗程：
a. 治疗剂量：一般为 0.05~0.1 mA/cm²，最大不超过 0.5 mA/cm²，小儿为 0.03~0.08 mA/cm²。
b. 治疗时间、次数与疗程：15~20 分钟 / 次，每天 1 次，视病情，10~20 次为 1 个疗程

注意事项（见教材 P376）

不同部位的治疗方法：①眼 - 枕治疗法；②额 - 枕治疗法；③面部治疗法；④咽部治疗法；⑤肩关节治疗法；⑥肘关节治疗法；⑦膝关节治疗法

适应证：①神经科疾病；②内科疾病；③外科疾病；④妇产科疾病；⑤五官科疾病；⑥皮肤科疾病

禁忌证：患恶性血液系统的疾病、恶性肿瘤或急性湿疹者以及对直流电不耐受者。对皮肤感觉障碍患者，治疗时要慎重，避免烧伤

第一节 直流电疗法　**单纯直流电疗法**　治疗技术　临床应用

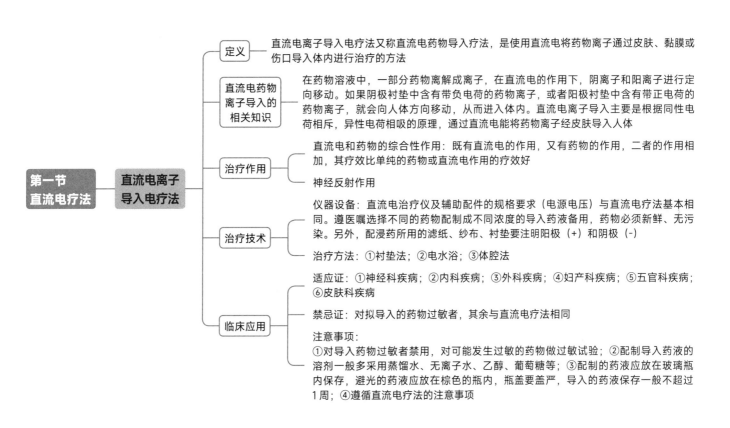

第一节 直流电疗法

直流电离子导入电疗法

定义：直流电离子导入电疗法又称直流电药物导入疗法，是使用直流电将药物离子通过皮肤、黏膜或伤口导入体内进行治疗的方法

直流电药物离子导入的相关知识：在药物溶液中，一部分药物离解成离子，在直流电的作用下，阴离子和阳离子进行定向移动。如果阴极衬垫中含有带负电荷的药物离子，或者阳极衬垫中含有带正电荷的药物离子，就会向人体方向移动，从而进入体内。直流电离子导入主要是根据同性电荷相斥，异性电荷相吸的原理，通过直流电能将药物离子经皮肤导入人体

治疗作用：
直流电和药物的综合性作用：既有直流电的作用，又有药物的作用，二者的作用相加，其疗效比单纯的药物或直流电作用的疗效好

神经反射作用

治疗技术：
仪器设备：直流电治疗仪及辅助配件的规格要求（电源电压）与直流电疗法基本相同。遵医嘱选择不同的药物配制成不同浓度的导入药液备用，药物必须新鲜、无污染。另外，配浸药所用的滤纸、纱布、衬垫要注明阳极（+）和阴极（-）

治疗方法：①衬垫法；②电水浴；③体腔法

临床应用：
适应证：①神经科疾病；②内科疾病；③外科疾病；④妇产科疾病；⑤五官科疾病；⑥皮肤科疾病

禁忌证：对拟导入的药物过敏者，其余与直流电疗法相同

注意事项：
①对导入药物过敏者禁用，对可能发生过敏的药物做过敏试验；②配制导入药液的溶剂一般多采用蒸馏水、无离子水、乙醇、葡萄糖等；③配制的药液应放在玻璃瓶内保存，避光的药液应放在棕色的瓶内，瓶盖要盖严，导入的药液保存一般不超过1周；④遵循直流电疗法的注意事项

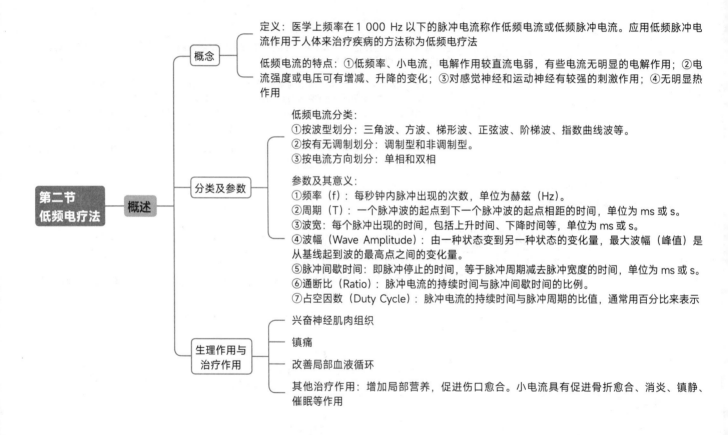

第二节 低频电疗法 — **概述**

概念

定义：医学上频率在 1 000 Hz 以下的脉冲电流称作低频电流或低频脉冲电流。应用低频脉冲电流作用于人体来治疗疾病的方法称为低频电疗法

低频电流的特点：①低频率、小电流，电解作用较直流电弱，有些电流无明显的电解作用；②电流强度或电压可有增减、升降的变化；③对感觉神经和运动神经有较强的刺激作用；④无明显热作用

分类及参数

低频电流分类：
①按波型划分：三角波、方波、梯形波、正弦波、阶梯波、指数曲线波等。
②按有无调制划分：调制型和非调制型。
③按电流方向划分：单相和双相

参数及其意义：
①频率（f）：每秒钟内脉冲出现的次数，单位为赫兹（Hz）。
②周期（T）：一个脉冲波的起点到下一个脉冲波的起点相距的时间，单位为 ms 或 s。
③波宽：每个脉冲出现的时间，包括上升时间、下降时间等，单位为 ms 或 s。
④波幅（Wave Amplitude）：由一种状态变到另一种状态的变化量，最大波幅（峰值）是从基线起到波的最高点之间的变化量。
⑤脉冲间歇时间：即脉冲停止的时间，等于脉冲周期减去脉冲宽度的时间，单位为 ms 或 s。
⑥通断比（Ratio）：脉冲电流的持续时间与脉冲间歇时间的比例。
⑦占空因数（Duty Cycle）：脉冲电流的持续时间与脉冲周期的比值，通常用百分比来表示

生理作用与治疗作用

兴奋神经肌肉组织

镇痛

改善局部血液循环

其他治疗作用：增加局部营养，促进伤口愈合。小电流具有促进骨折愈合、消炎、镇静、催眠等作用

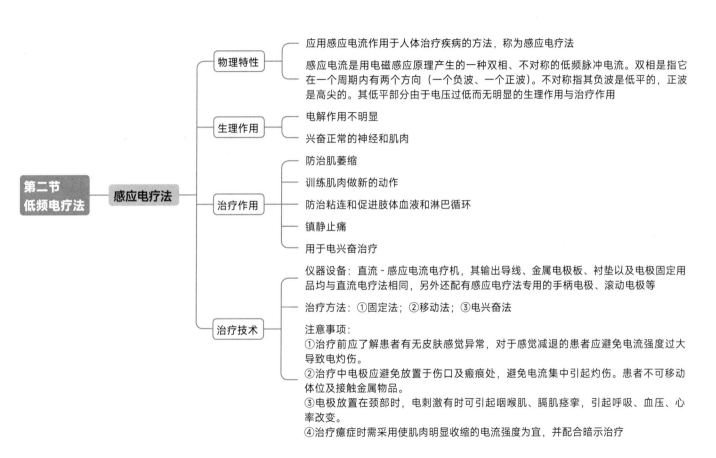

第二节 低频电疗法 — **感应电疗法**

物理特性
- 应用感应电流作用于人体治疗疾病的方法，称为感应电疗法
- 感应电流是用电磁感应原理产生的一种双相、不对称的低频脉冲电流。双相是指它在一个周期内有两个方向（一个负波、一个正波）。不对称指其负波是低平的，正波是高尖的。其低平部分由于电压过低而无明显的生理作用与治疗作用

生理作用
- 电解作用不明显
- 兴奋正常的神经和肌肉

治疗作用
- 防治肌萎缩
- 训练肌肉做新的动作
- 防治粘连和促进肢体血液和淋巴循环
- 镇静止痛
- 用于电兴奋治疗

治疗技术
- 仪器设备：直流-感应电流电疗机，其输出导线、金属电极板、衬垫以及电极固定用品均与直流电疗法相同，另外还配有感应电疗法专用的手柄电极、滚动电极等
- 治疗方法：①固定法；②移动法；③电兴奋法
- 注意事项：
①治疗前应了解患者有无皮肤感觉异常，对于感觉减退的患者应避免电流强度过大导致电灼伤。
②治疗中电极应避免放置于伤口及瘢痕处，避免电流集中引起灼伤。患者不可移动体位及接触金属物品。
③电极放置在颈部时，电刺激有时可引起咽喉肌、膈肌痉挛，引起呼吸、血压、心率改变。
④治疗癔症时需采用使肌肉明显收缩的电流强度为宜，并配合暗示治疗

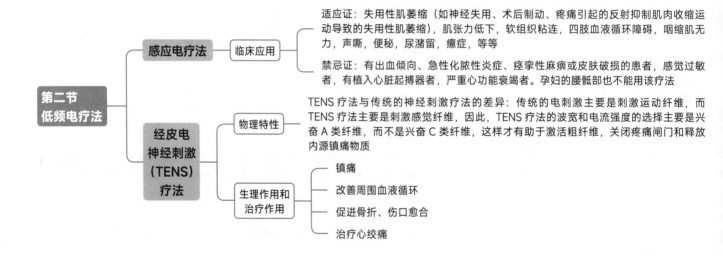

第二节 低频电疗法

感应电疗法
- 临床应用
  - 适应证：失用性肌萎缩（如神经失用、术后制动、疼痛引起的反射抑制肌肉收缩运动导致的失用性肌萎缩），肌张力低下，软组织粘连，四肢血液循环障碍，咽缩肌无力，声嘶，便秘，尿潴留，癔症，等等
  - 禁忌证：有出血倾向、急性化脓性炎症、痉挛性麻痹或皮肤破损的患者，感觉过敏者，有植入心脏起搏器者，严重心功能衰竭者。孕妇的腰骶部也不能用该疗法

经皮电神经刺激（TENS）疗法
- 物理特性
  - TENS疗法与传统的神经刺激疗法的差异：传统的电刺激主要是刺激运动纤维，而TENS疗法主要是刺激感觉纤维，因此，TENS疗法的波宽和电流强度的选择主要是兴奋A类纤维，而不是兴奋C类纤维，这样才有助于激活粗纤维，关闭疼痛闸门和释放内源镇痛物质
- 生理作用和治疗作用
  - 镇痛
  - 改善周围血液循环
  - 促进骨折、伤口愈合
  - 治疗心绞痛

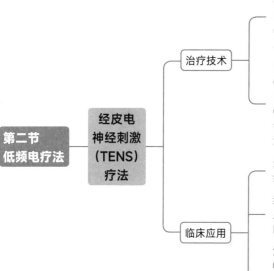

第二节 低频电疗法 — 经皮电神经刺激（TENS）疗法

治疗技术

设备：
①仪器：一般为袖珍型电池供电的仪器。还有大型 TENS 仪器、有 4~8 个以上通道输出，供医院患者集中使用。
②电极：大多数使用碳 - 硅材料电极，可裁剪成不同大小和形状。还有的是使用橡胶电极、黏胶电极、棉布衬垫电极等

治疗方法：
①电极的放置：一般置于痛区、神经点或运动点、穴位、病灶同节段的脊柱旁，沿着周围神经走向、病灶上方节段、病灶对侧同节段上。
②参数的选择：常规 TENS，治疗时间可从每天 30~60 分钟至持续 36~48 小时不等。针刺样 TENS，治疗时间一般为 45 分钟，根据受刺激肌肉的疲劳情况决定。短暂强刺激 TENS，电流很大，肌肉易疲劳，一般每刺激 15 分钟左右后休息几分钟

临床应用

适应证：各种急慢性疼痛，如各种神经痛、头痛、关节痛、肌痛、术后伤口痛、分娩宫缩痛、痛经、牙痛、癌痛、肢端疼痛、幻肢痛等，也可用于治疗骨折后愈合不良

禁忌证：带有心脏起搏器者禁用；严禁刺激颈动脉窦的部位；孕妇的腹部和腰骶部慎用；眼部慎用。有脑血管意外病史的患者，不要将电极对置于颅脑。不要让有认知障碍的患者自己做治疗

注意事项：
①治疗部位：皮肤有瘢痕、溃疡或皮疹时，电极应避开这些部位；电极与皮肤应充分接触以使电流均匀作用于皮肤，以免电流密度集中引起灼伤；电极部位保持清洁，便于通电。
②对儿童进行治疗时：缓慢开机，先以弱电流消除恐惧，再将电流逐步调至治疗量。
③综合治疗时：先采用温热治疗法，再用 TENS 疗法进行镇痛，可增加局部血流量，降低皮肤电阻，增强治疗作用

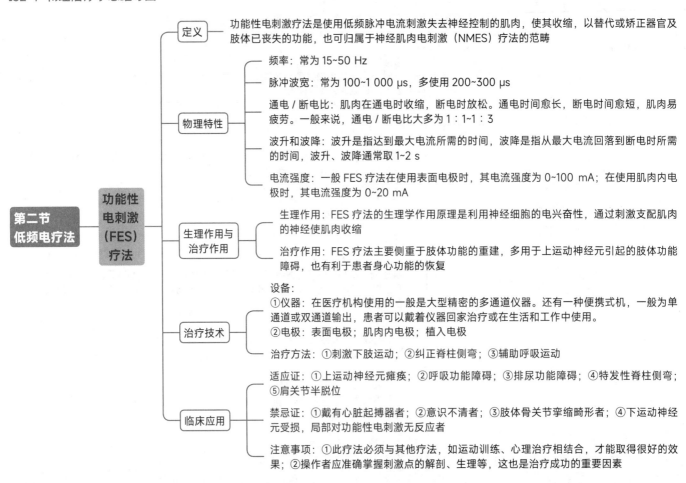

第二节 低频电疗法 — **功能性电刺激（FES）疗法**

定义：功能性电刺激疗法是使用低频脉冲电流刺激失去神经控制的肌肉，使其收缩，以替代或矫正器官及肢体已丧失的功能，也可归属于神经肌肉电刺激（NMES）疗法的范畴

物理特性：
- 频率：常为 15~50 Hz
- 脉冲波宽：常为 100~1 000 μs，多使用 200~300 μs
- 通电/断电比：肌肉在通电时收缩，断电时放松。通电时间愈长，断电时间愈短，肌肉易疲劳。一般来说，通电/断电比大多为 1:1~1:3
- 波升和波降：波升是指达到最大电流所需的时间，波降是指从最大电流回落到断电时所需的时间，波升、波降通常取 1~2 s
- 电流强度：一般 FES 疗法在使用表面电极时，其电流强度为 0~100 mA；在使用肌肉内电极时，其电流强度为 0~20 mA

生理作用与治疗作用：
- 生理作用：FES 疗法的生理学作用原理是利用神经细胞的电兴奋性，通过刺激支配肌肉的神经使肌肉收缩
- 治疗作用：FES 疗法主要侧重于肢体功能的重建，多用于上运动神经元引起的肢体功能障碍，也有利于患者身心功能的恢复

治疗技术：
设备：
①仪器：在医疗机构使用的一般是大型精密的多通道仪器。还有一种便携式机，一般为单通道或双通道输出，患者可以戴着仪器回家治疗或在生活和工作中使用。
②电极：表面电极；肌肉内电极；植入电极
治疗方法：①刺激下肢运动；②纠正脊柱侧弯；③辅助呼吸运动

临床应用：
- 适应证：①上运动神经元瘫痪；②呼吸功能障碍；③排尿功能障碍；④特发性脊柱侧弯；⑤肩关节半脱位
- 禁忌证：①戴有心脏起搏器者；②意识不清者；③肢体骨关节挛缩畸形者；④下运动神经元受损，局部对功能性电刺激无反应者
- 注意事项：①此疗法必须与其他疗法，如运动训练、心理治疗相结合，才能取得很好的效果；②操作者应准确掌握刺激点的解剖、生理等，这也是治疗成功的重要因素

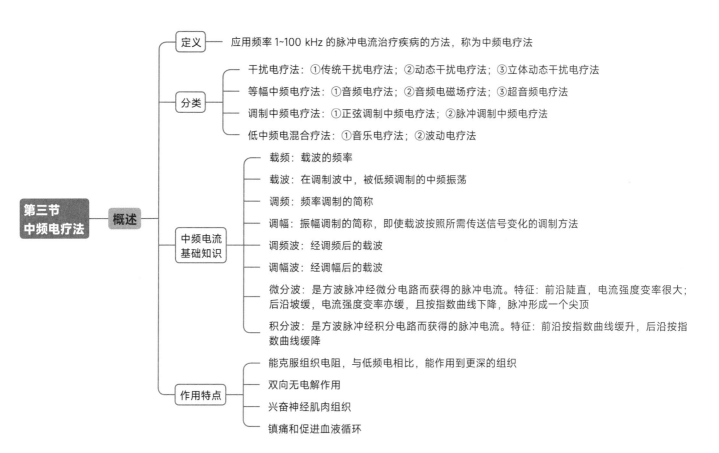

第三节 中频电疗法

概述

定义 —— 应用频率 1~100 kHz 的脉冲电流治疗疾病的方法，称为中频电疗法

分类
- 干扰电疗法：①传统干扰电疗法；②动态干扰电疗法；③立体动态干扰电疗法
- 等幅中频电疗法：①音频电疗法；②音频电磁场疗法；③超音频电疗法
- 调制中频电疗法：①正弦调制中频电疗法；②脉冲调制中频电疗法
- 低中频电混合疗法：①音乐电疗法；②波动电疗法

中频电流基础知识
- 载频：载波的频率
- 载波：在调制波中，被低频调制的中频振荡
- 调频：频率调制的简称
- 调幅：振幅调制的简称，即使载波按照所需传送信号变化的调制方法
- 调频波：经调频后的载波
- 调幅波：经调幅后的载波
- 微分波：是方波脉冲经微分电路而获得的脉冲电流。特征：前沿陡直，电流强度变率很大；后沿坡缓，电流强度变率亦缓，且按指数曲线下降，脉冲形成一个尖顶
- 积分波：是方波脉冲经积分电路而获得的脉冲电流。特征：前沿按指数曲线缓升，后沿按指数曲线缓降

作用特点
- 能克服组织电阻，与低频电相比，能作用到更深的组织
- 双向无电解作用
- 兴奋神经肌肉组织
- 镇痛和促进血液循环

第三节 中频电疗法

概述

治疗作用

- 促进局部血液循环：①即时的充血反应；②多次治疗后血液循环的改善
- 镇痛作用：①即时镇痛作用；②多次治疗后的镇痛作用
- 消炎作用
- 软化瘢痕、松解粘连的作用
- 对骨骼肌的作用：锻炼骨骼肌肉，防止肌肉萎缩，提高平滑肌张力，调整自主神经功能
- 对生物膜通透性的作用：提高活性生物膜的通透性

等幅中频电疗法

音频电疗法

- 定义：应用 1 000~20 000 Hz 音频段的等幅正弦电流治疗疾病的方法称为音频电疗法
- 原理与作用：①改善局部血液循环及营养，促进组织再生及神经功能的恢复；②镇痛；③消肿；④软化瘢痕、松解粘连的作用；⑤消炎散结；⑥调节神经系统功能；⑦提高细胞膜通透性，促使药物透入人体；⑧音频电与直流电药物离子导入叠加应用时可以提高人体对直流电的耐受量，加大直流电强度，有利于药物离子导入人体，提高药物离子迁移的速度
- 治疗技术
  - 仪器设备：音频电疗机
  - 治疗方法：单纯音频电疗法、音频直流电药物离子导入疗法
- 临床应用：适应证、禁忌证、注意事项（见教材 P395）

音频电磁场疗法

- 以 2~20 kHz 电流所产生的 0.1~1 mT（毫特斯拉）的交变磁场治疗疾病的方法，称为音频电磁场疗法

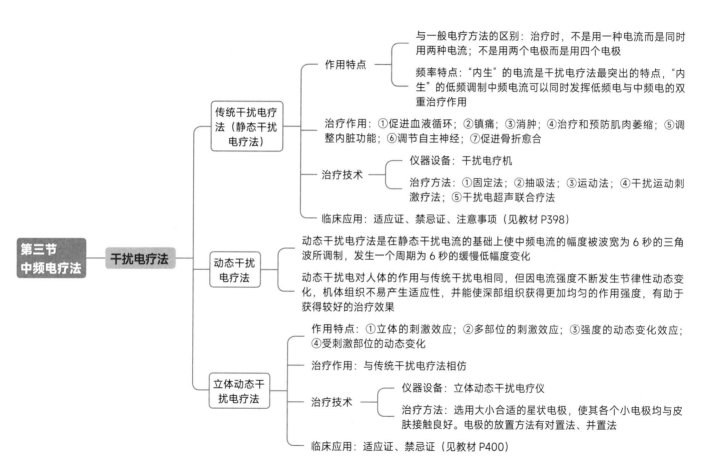

第三节 中频电疗法 — **干扰电疗法**

传统干扰电疗法（静态干扰电疗法）

作用特点
- 与一般电疗方法的区别：治疗时，不是用一种电流而是同时用两种电流；不是用两个电极而是用四个电极
- 频率特点："内生"的电流是干扰电疗法最突出的特点，"内生"的低频调制中频电流可以同时发挥低频电与中频电的双重治疗作用

治疗作用：①促进血液循环；②镇痛；③消肿；④治疗和预防肌肉萎缩；⑤调整内脏功能；⑥调节自主神经；⑦促进骨折愈合

治疗技术
- 仪器设备：干扰电疗机
- 治疗方法：①固定法；②抽吸法；③运动法；④干扰运动刺激疗法；⑤干扰电超声联合疗法

临床应用：适应证、禁忌证、注意事项（见教材 P398）

动态干扰电疗法
- 动态干扰电疗法是在静态干扰电流的基础上使中频电流的幅度被波宽为 6 秒的三角波所调制，发生一个周期为 6 秒的缓慢低幅度变化
- 动态干扰电对人体的作用与传统干扰电相同，但因电流强度不断发生节律性动态变化，机体组织不易产生适应性，并能使深部组织获得更加均匀的作用强度，有助于获得较好的治疗效果

立体动态干扰电疗法
- 作用特点：①立体的刺激效应；②多部位的刺激效应；③强度的动态变化效应；④受刺激部位的动态变化
- 治疗作用：与传统干扰电疗法相仿
- 治疗技术
  - 仪器设备：立体动态干扰电疗仪
  - 治疗方法：选用大小合适的星状电极，使其各个小电极均与皮肤接触良好。电极的放置方法有对置法、并置法
- 临床应用：适应证、禁忌证（见教材 P400）

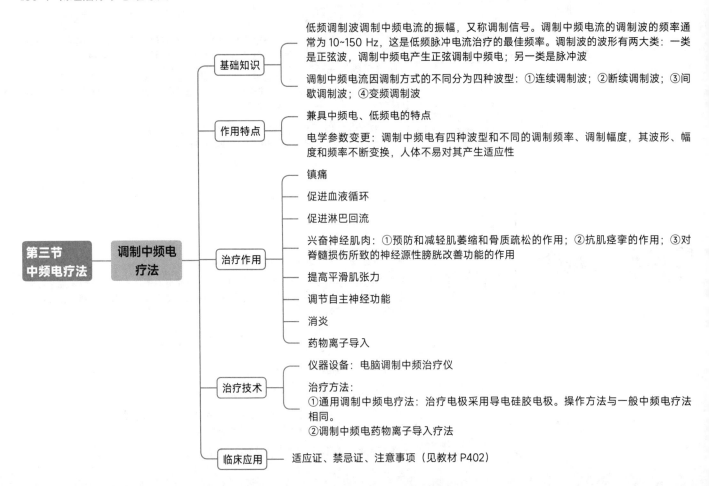

第三节 中频电疗法 — **调制中频电疗法**

- **基础知识**
  - 低频调制波调制中频电流的振幅，又称调制信号。调制中频电流的调制波的频率通常为 10~150 Hz，这是低频脉冲电流治疗的最佳频率。调制波的波形有两大类：一类是正弦波，调制中频电产生正弦调制中频电；另一类是脉冲波
  - 调制中频电流因调制方式的不同分为四种波型：①连续调制波；②断续调制波；③间歇调制波；④变频调制波

- **作用特点**
  - 兼具中频电、低频电的特点
  - 电学参数变更：调制中频电有四种波型和不同的调制频率、调制幅度，其波形、幅度和频率不断变换，人体不易对其产生适应性

- **治疗作用**
  - 镇痛
  - 促进血液循环
  - 促进淋巴回流
  - 兴奋神经肌肉：①预防和减轻肌萎缩和骨质疏松的作用；②抗肌痉挛的作用；③对脊髓损伤所致的神经源性膀胱改善功能的作用
  - 提高平滑肌张力
  - 调节自主神经功能
  - 消炎
  - 药物离子导入

- **治疗技术**
  - 仪器设备：电脑调制中频治疗仪
  - 治疗方法：
    ①通用调制中频电疗法：治疗电极采用导电硅胶电极。操作方法与一般中频电疗法相同。
    ②调制中频电药物离子导入疗法

- **临床应用**
  - 适应证、禁忌证、注意事项（见教材 P402）

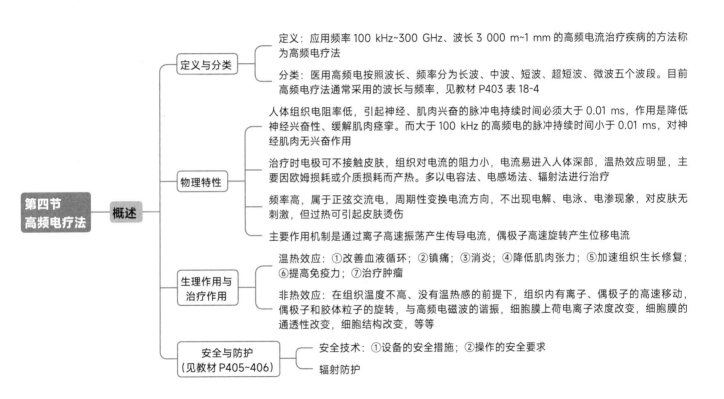

第四节 高频电疗法 — **概述**

定义与分类
- 定义：应用频率 100 kHz~300 GHz、波长 3 000 m~1 mm 的高频电流治疗疾病的方法称为高频电疗法
- 分类：医用高频电按照波长、频率分为长波、中波、短波、超短波、微波五个波段。目前高频电疗法通常采用的波长与频率，见教材 P403 表 18-4

物理特性
- 人体组织电阻率低，引起神经、肌肉兴奋的脉冲电持续时间必须大于 0.01 ms，作用是降低神经兴奋性、缓解肌肉痉挛。而大于 100 kHz 的高频电的脉冲持续时间小于 0.01 ms，对神经肌肉无兴奋作用
- 治疗时电极可不接触皮肤，组织对电流的阻力小，电流易进入人体深部，温热效应明显，主要因欧姆损耗或介质损耗而产热。多以电容法、电感场法、辐射法进行治疗
- 频率高，属于正弦交流电，周期性变换电流方向，不出现电解、电泳、电渗现象，对皮肤无刺激，但过热可引起皮肤烫伤
- 主要作用机制是通过离子高速振荡产生传导电流，偶极子高速旋转产生位移电流

生理作用与治疗作用
- 温热效应：①改善血液循环；②镇痛；③消炎；④降低肌肉张力；⑤加速组织生长修复；⑥提高免疫力；⑦治疗肿瘤
- 非热效应：在组织温度不高、没有温热感的前提下，组织内有离子、偶极子的高速移动，偶极子和胶体粒子的旋转，与高频电磁波的谐振，细胞膜上荷电离子浓度改变，细胞膜的通透性改变，细胞结构改变，等等

安全与防护（见教材 P405~406）
- 安全技术：①设备的安全措施；②操作的安全要求
- 辐射防护

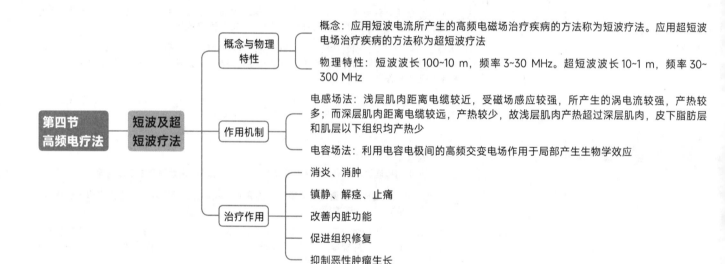

第四节
高频电疗法

短波及超
短波疗法

概念与物理特性

概念：应用短波电流所产生的高频电磁场治疗疾病的方法称为短波疗法。应用超短波电场治疗疾病的方法称为超短波疗法

物理特性：短波波长 100~10 m，频率 3~30 MHz。超短波波长 10~1 m，频率 30~300 MHz

作用机制

电感场法：浅层肌肉距离电缆较近，受磁场感应较强，所产生的涡电流较强，产热较多；而深层肌肉距离电缆较远，产热较少，故浅层肌肉产热超过深层肌肉，皮下脂肪层和肌层以下组织均产热少

电容场法：利用电容电极间的高频交变电场作用于局部产生生物学效应

治疗作用

消炎、消肿

镇静、解痉、止痛

改善内脏功能

促进组织修复

抑制恶性肿瘤生长

第四节 高频电疗法 — **短波及超短波疗法**

治疗技术

应用设备：
短波治疗机有台式和落地式两种。超短波治疗机有 50 W、200~300 W、1~2 kW（治癌用）三类。常用治疗机的输出功率有两种：小功率 50~80 W（又称为五官科超短波治疗机），用于五官或较小、较浅表部位伤病的治疗；大功率 250~300 W（分为台式和落地式两种），用于较大、较深部位伤病的治疗

操作程序：
①短波疗法按使用不同电极分为电缆电极操作法及盘状、涡流电极操作法。
②短波及超短波应用电容电极操作法，治疗时电极的放置方法有对置法、并置法、交叉法、单极法

治疗剂量及疗程：
①短波的治疗剂量按患者的温热感程度分为四级：a. 无热量（Ⅰ级剂量），患者无温热感，氖光管若明若暗，电流强度为 100~120 mA；适用于治疗急性炎症的早期、水肿、循环障碍；治疗时间为 5~10 分钟，每日 1~2 次，5~10 次为 1 个疗程。b. 微热量（Ⅱ级剂量），患者有微弱的温热感，氖光管微亮，电流强度为 130~170 mA；适用于治疗亚急性、慢性炎症；治疗时间为 10~20 分钟，每日 1 次，10~20 次为 1 个疗程。c. 温热量（Ⅲ级剂量），患者有明显的温热感，氖光管明亮，电流强度为 180~240 mA；适用于治疗慢性炎症以及具有局部循环障碍的疾病，如治疗急性肾衰竭时采用温热量；治疗时间为 30~60 分钟，每日 1~2 次，5~8 次为 1 个疗程。d. 热量（Ⅳ级剂量）：患者有强烈热感，氖光管辉亮，电流强度为 240 mA 以上；适用于治疗恶性肿瘤。
②超短波疗法的治疗剂量也分为四级：a. 无热量，电流强度为 50~80 mA；b. 微热量，电流强度为 80~120 mA；c. 温热量，电流强度为 120~150 mA；d. 热量，电流强度为 180~250 mA。超短波疗法一般每次治疗 10~15 分钟，急性炎症每次治疗 5~10 分钟、急性肾衰竭每次治疗 30~60 分钟，每日 1 次，10~15 次为 1 个疗程

临床应用

适应证、禁忌证、注意事项（见教材 P410）

微波分为分米波（波长 1 m~10 cm，频率 300~3 000 MHz）、厘米波（波长 10~1 cm，频率 3 000~30 000 MHz）、毫米波（波长 10~1 mm，频率 30~300 GHz）三个波段

第四节 高频电疗法 ── **微波疗法**

分米波疗法与厘米波疗法

概念：应用分米波段电磁波治疗疾病的方法称为分米波疗法。应用厘米波段电磁波治疗疾病的方法称为厘米波疗法

物理特性：既具有无线电磁波的物理特性，又具有光波的物理特性，在传播过程中呈束状单向传播，遇到媒质时可发生反射、折射、散射、吸收等现象

作用机制：脂肪组织含水量少、介电常数较低，分米波在脂肪与肌肉的分界面上反射不多，故不会产生"脂肪过热"的现象，由于厘米波的波长比分米波短，在脂肪与肌肉的分界面上能量的反射较多，脂肪的产热稍多，脂肪与浅层肌肉的产热接近；而肌肉组织含水量多、介电常数较高，吸收微波较多，故产热较多

生物学效应与治疗作用：①对血液循环的作用；②对神经肌肉的作用；③对内脏器官的作用；④对内分泌腺的作用；⑤对血液系统的作用；⑥对皮肤、皮下组织的作用；⑦对眼球的作用；⑧对生殖系统的作用；⑨对恶性肿瘤的作用

治疗技术 ──

应用设备：非接触式体表辐射器；接触式辐射器

治疗剂量：不同辐射器、不同部位、不同辐射距离以及不同治疗要求所用的治疗剂量不同。分米波、厘米波疗法的治疗剂量的分级法与短波、超短波疗法相同，参考患者的温热感程度划分为四级

临床应用：适应证、禁忌证、注意事项（见教材 P413）

概念：利用毫米波段电磁波治疗疾病的方法称为毫米波疗法

物理特性：毫米波的波长短，振荡的量子能量较大，在空气中传播时能量衰减快，波长越短的毫米波在传播过程中衰减越快

作用原理：
①作用机制：谐振学说、声电波学说、场力学说、超导电性学说、半导电性学说。
②作用途径：神经体液途径和经络途径

生物学作用特点：毫米波的效应与电流的频率、强度、时间、频次有关，遵循频率—效应规律（频率窗效应），强度—效应规律，时间、频次—效应规律

治疗作用：①对循环系统的作用；②对免疫功能的作用；③对皮肤的作用；④对神经生殖器官系统的作用；⑤对眼睛的作用；⑥抑制肿瘤细胞的生长

治疗技术
　应用设备：毫米波治疗仪（由电源和控制器以及辐射器组成）
　治疗剂量及疗程：因多数毫米波治疗仪的输出功率不可调，治疗时不必调节剂量。每个部位治疗 15~30 分钟，穴位治疗时每个穴位 5~10 分钟。每日或隔日治疗 1 次，5~15 次为 1 个疗程

临床应用：适应证、禁忌证、注意事项（见教材 P416）

第四节 高频电疗法　微波疗法　毫米波疗法

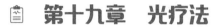

第十九章 光疗法

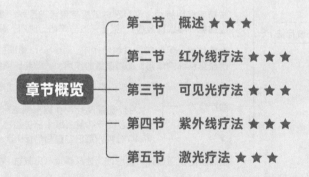

章节概览

- 第一节　概述 ★ ★ ★
- 第二节　红外线疗法 ★ ★ ★
- 第三节　可见光疗法 ★ ★ ★
- 第四节　紫外线疗法 ★ ★ ★
- 第五节　激光疗法 ★ ★ ★

重点掌握

1. 概述
2. 红外线疗法
3. 紫外线疗法

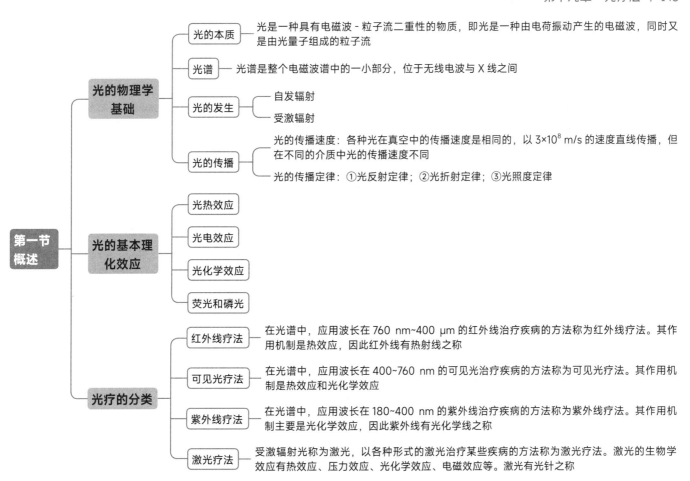

第一节 概述

光的物理学基础
- **光的本质**　光是一种具有电磁波 - 粒子流二重性的物质，即光是一种由电荷振动产生的电磁波，同时又是由光量子组成的粒子流
- **光谱**　光谱是整个电磁波谱中的一小部分，位于无线电波与 X 线之间
- **光的发生**
  - 自发辐射
  - 受激辐射
- **光的传播**
  - 光的传播速度：各种光在真空中的传播速度是相同的，以 $3×10^8$ m/s 的速度直线传播，但在不同的介质中光的传播速度不同
  - 光的传播定律：①光反射定律；②光折射定律；③光照度定律

光的基本理化效应
- 光热效应
- 光电效应
- 光化学效应
- 荧光和磷光

光疗的分类
- **红外线疗法**　在光谱中，应用波长在 760 nm~400 μm 的红外线治疗疾病的方法称为红外线疗法。其作用机制是热效应，因此红外线有热射线之称
- **可见光疗法**　在光谱中，应用波长在 400~760 nm 的可见光治疗疾病的方法称为可见光疗法。其作用机制是热效应和光化学效应
- **紫外线疗法**　在光谱中，应用波长在 180~400 nm 的紫外线治疗疾病的方法称为紫外线疗法。其作用机制主要是光化学效应，因此紫外线有光化学线之称
- **激光疗法**　受激辐射光称为激光，以各种形式的激光治疗某些疾病的方法称为激光疗法。激光的生物学效应有热效应、压力效应、光化学效应、电磁效应等。激光有光针之称

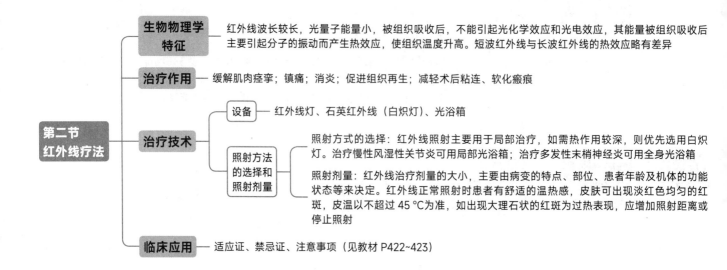

生物物理学特征 —— 红外线波长较长，光量子能量小，被组织吸收后，不能引起光化学效应和光电效应，其能量被组织吸收后主要引起分子的振动而产生热效应，使组织温度升高。短波红外线与长波红外线的热效应略有差异

治疗作用 —— 缓解肌肉痉挛；镇痛；消炎；促进组织再生；减轻术后粘连、软化瘢痕

第二节
红外线疗法

治疗技术

设备 —— 红外线灯、石英红外线（白炽灯）、光浴箱

照射方法的选择和照射剂量

照射方式的选择：红外线照射主要用于局部治疗，如需热作用较深，则优先选用白炽灯。治疗慢性风湿性关节炎可用局部光浴箱；治疗多发性末梢神经炎可用全身光浴箱

照射剂量：红外线治疗剂量的大小，主要由病变的特点、部位、患者年龄及机体的功能状态等来决定。红外线正常照射时患者有舒适的温热感，皮肤可出现淡红色均匀的红斑，皮温以不超过 45 ℃为准，如出现大理石状的红斑为过热表现，应增加照射距离或停止照射

临床应用 —— 适应证、禁忌证、注意事项（见教材 P422~423）

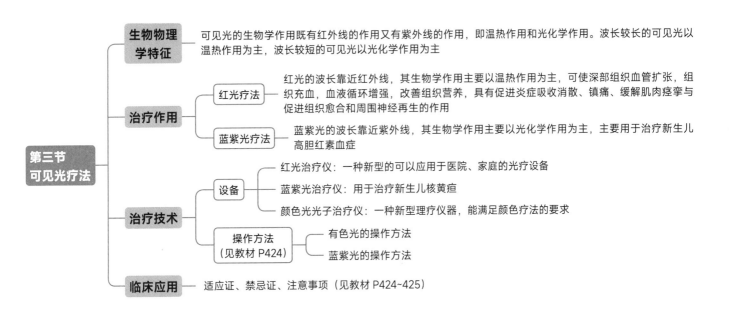

第三节 可见光疗法

- **生物物理学特征** —— 可见光的生物学作用既有红外线的作用又有紫外线的作用，即温热作用和光化学作用。波长较长的可见光以温热作用为主，波长较短的可见光以光化学作用为主

- **治疗作用**
  - **红光疗法** —— 红光的波长靠近红外线，其生物学作用主要以温热作用为主，可使深部组织血管扩张，组织充血，血液循环增强，改善组织营养，具有促进炎症吸收消散、镇痛、缓解肌肉痉挛与促进组织愈合和周围神经再生的作用
  - **蓝紫光疗法** —— 蓝紫光的波长靠近紫外线，其生物学作用主要以光化学作用为主，主要用于治疗新生儿高胆红素血症

- **治疗技术**
  - **设备**
    - 红光治疗仪：一种新型的可以应用于医院、家庭的光疗设备
    - 蓝紫光治疗仪：用于治疗新生儿核黄疸
    - 颜色光光子治疗仪：一种新型理疗仪器，能满足颜色疗法的要求
  - **操作方法（见教材 P424）**
    - 有色光的操作方法
    - 蓝紫光的操作方法

- **临床应用** —— 适应证、禁忌证、注意事项（见教材 P424~425）

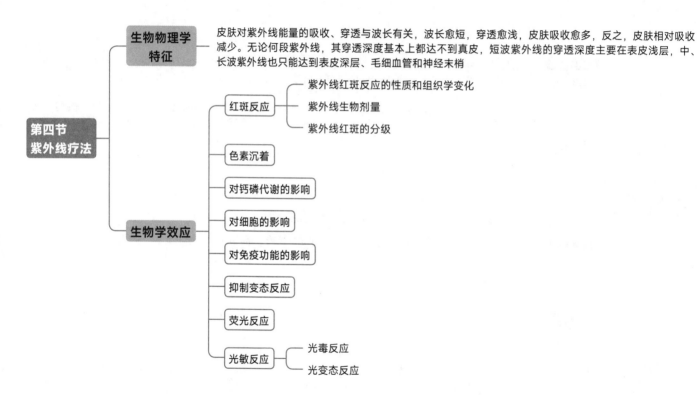

第四节
紫外线疗法

生物物理学
特征

皮肤对紫外线能量的吸收、穿透与波长有关，波长愈短，穿透愈浅，皮肤吸收愈多，反之，皮肤相对吸收减少。无论何段紫外线，其穿透深度基本上都达不到真皮，短波紫外线的穿透深度主要在表皮浅层，中、长波紫外线也只能达到表皮深层、毛细血管和神经末梢

生物学效应

红斑反应
- 紫外线红斑反应的性质和组织学变化
- 紫外线生物剂量
- 紫外线红斑的分级

色素沉着

对钙磷代谢的影响

对细胞的影响

对免疫功能的影响

抑制变态反应

荧光反应

光敏反应
- 光毒反应
- 光变态反应

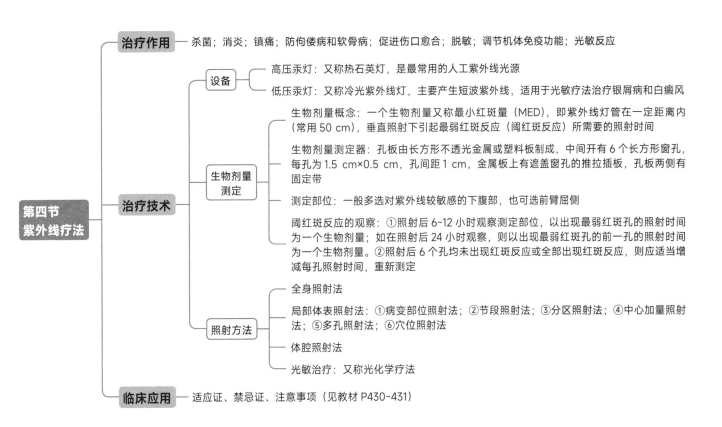

第四节 紫外线疗法

- **治疗作用** —— 杀菌；消炎；镇痛；防佝偻病和软骨病；促进伤口愈合；脱敏；调节机体免疫功能；光敏反应

- **治疗技术**
  - **设备**
    - 高压汞灯：又称热石英灯，是最常用的人工紫外线光源
    - 低压汞灯：又称冷光紫外线灯，主要产生短波紫外线，适用于光敏疗法治疗银屑病和白癜风
  - **生物剂量测定**
    - 生物剂量概念：一个生物剂量又称最小红斑量（MED），即紫外线灯管在一定距离内（常用 50 cm），垂直照射下引起最弱红斑反应（阈红斑反应）所需要的照射时间
    - 生物剂量测定器：孔板由长方形不透光金属或塑料板制成，中间开有 6 个长方形窗孔，每孔为 1.5 cm×0.5 cm，孔间距 1 cm，金属板上有遮盖窗孔的推拉插板，孔板两侧有固定带
    - 测定部位：一般多选对紫外线较敏感的下腹部，也可选前臂屈侧
    - 阈红斑反应的观察：①照射后 6~12 小时观察测定部位，以出现最弱红斑孔的照射时间为一个生物剂量；如在照射后 24 小时观察，则以出现最弱红斑孔的前一孔的照射时间为一个生物剂量。②照射后 6 个孔均未出现红斑反应或全部出现红斑反应，则应适当增减每孔照射时间，重新测定
  - **照射方法**
    - 全身照射法
    - 局部体表照射法：①病变部位照射法；②节段照射法；③分区照射法；④中心加量照射法；⑤多孔照射法；⑥穴位照射法
    - 体腔照射法
    - 光敏治疗：又称光化学疗法

- **临床应用** —— 适应证、禁忌证、注意事项（见教材 P430~431）

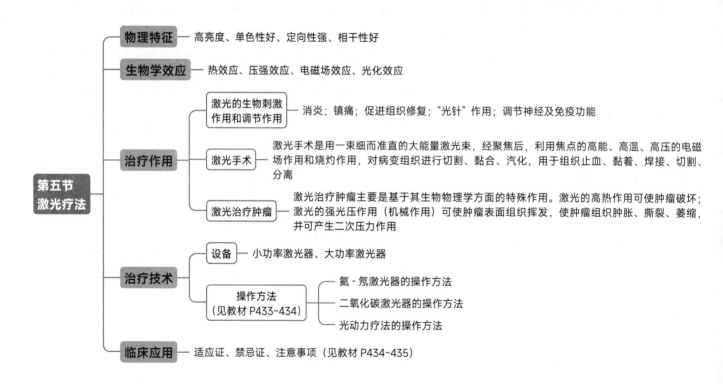

第五节 激光疗法

- **物理特征** —— 高亮度、单色性好、定向性强、相干性好

- **生物学效应** —— 热效应、压强效应、电磁场效应、光化效应

- **治疗作用**
  - **激光的生物刺激作用和调节作用** —— 消炎；镇痛；促进组织修复；"光针"作用；调节神经及免疫功能
  - **激光手术** —— 激光手术是用一束细而准直的大能量激光束，经聚焦后，利用焦点的高能、高温、高压的电磁场作用和烧灼作用，对病变组织进行切割、黏合、汽化，用于组织止血、黏着、焊接、切割、分离
  - **激光治疗肿瘤** —— 激光治疗肿瘤主要是基于其生物物理学方面的特殊作用。激光的高热作用可使肿瘤破坏；激光的强光压作用（机械作用）可使肿瘤表面组织挥发，使肿瘤组织肿胀、撕裂、萎缩，并可产生二次压力作用

- **治疗技术**
  - **设备** —— 小功率激光器、大功率激光器
  - **操作方法（见教材 P433~434）**
    - 氦-氖激光器的操作方法
    - 二氧化碳激光器的操作方法
    - 光动力疗法的操作方法

- **临床应用** —— 适应证、禁忌证、注意事项（见教材 P434~435）

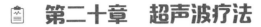

第二十章　超声波疗法

重点掌握

1. 概述
2. 治疗作用

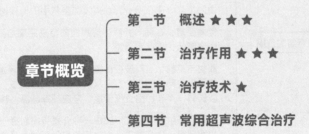

章节概览
- 第一节　概述 ★ ★ ★
- 第二节　治疗作用 ★ ★ ★
- 第三节　治疗技术 ★
- 第四节　常用超声波综合治疗

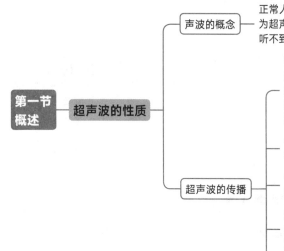

声波的概念 — 正常人耳可听到的声波频率范围为 16 Hz~20 kHz，称为声音；频率大于 20 kHz 的声波，称为超声波，简称超声；频率低于 16 Hz 的声波，称为次声波，简称次声。人耳可听到声音，但听不到超声与次声

第一节 概述 — 超声波的性质

超声波的传播

传播媒介与波形：超声波的传播与光波、电磁波不同，其不能在真空中传播，必须依靠介质，可在固体、气体、液体中传播。超声波在介质中传播时，产生一种疏密交替的波形，这种连续的稠密区和稀疏区交替形成的弹性波与声波振荡方向一致，是一种弹性的纵波。超声波的波长非常短，可以聚集成狭小的发射线束而成束状直线播散，所以超声波传播具有一定的方向性

传播速度：声波在空气中的传播速度为 340 m/s，在水中为 1 400 m/s，在人体组织中为 1 400~1 500 m/s。声波在空气中的传播速度随介质温度的上升而加快

传播距离：在同一介质中超声波的传播距离与其频率有关。频率越高，传播距离越近；频率越低，传播距离越远

散射与束射：当声波在传播过程中遇到线度远远小于声波波长的微小粒子时，微粒吸收能量后会向四周各个方向辐射声波形成球面波，这种现象称为散射；当声源的直径大于波长时，声波即呈直线传播，声波频率越高，越集中成束射

反射、折射与聚焦：声波由一种介质传播到另一种介质时，在界面处会有一部分声波反射回到第一种介质中，这种现象称为反射；其余透过界面进入第二种介质，但声波的传播方向发生偏转，这种现象称为折射；利用声波的反射、折射特性，通过透镜和弧面反射将声束聚焦于焦点以产生强大的能量，称为聚焦

介质：超声波的吸收与介质的密度、黏滞性、导热性及超声波的频率等有关。超声波在气体中被吸收最多，其次是液体，在固体中被吸收最少

超声波频率：吸收系数与超声波频率的平方成正比，即超声波频率越高，在同一生物组织中传播时吸收越多，半吸收层越小，穿透能力越弱。组织的平均吸收值由大到小排列为：肺＞骨＞肌腱＞肾＞肝＞神经组织＞脂肪＞血液＞血清

声压：声能的压力，指介质中有声波传播时的压强与没有声波传播时的静压强之差

声强：单位时间内声能的强度，指在每秒内垂直通过介质中每平方厘米面积的能量

超声波的吸收与穿透

超声波的声场

超声波的性质

第一节概述

超声波的产生　具有压电效应性质的晶体受到压缩或拉伸时，在其受力面上就会产生数量相等的正负电荷，这种物理现象称为压电效应。医用超声波多利用压电效应，由超声波发生器产生

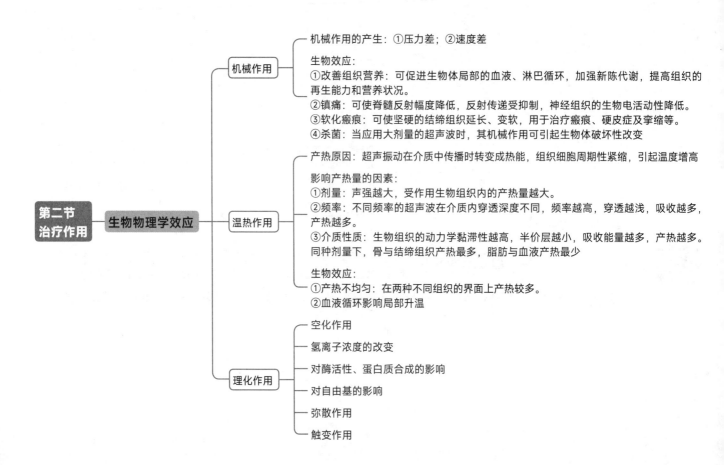

机械作用的产生：①压力差；②速度差

生物效应：
①改善组织营养：可促进生物体局部的血液、淋巴循环，加强新陈代谢，提高组织的再生能力和营养状况。
②镇痛：可使脊髓反射幅度降低，反射传递受抑制，神经组织的生物电活动性降低。
③软化瘢痕：可使坚硬的结缔组织延长、变软，用于治疗瘢痕、硬皮症及挛缩等。
④杀菌：当应用大剂量的超声波时，其机械作用可引起生物体破坏性改变

产热原因：超声振动在介质中传播时转变成热能，组织细胞周期性紧缩，引起温度增高

影响产热量的因素：
①剂量：声强越大，受作用生物组织内的产热量越大。
②频率：不同频率的超声波在介质内穿透深度不同，频率越高，穿透越浅，吸收越多，产热越多。
③介质性质：生物组织的动力学黏滞性越高，半价层越小，吸收能量越多，产热越多。同种剂量下，骨与结缔组织产热最多，脂肪与血液产热最少

生物效应：
①产热不均匀：在两种不同组织的界面上产热较多。
②血液循环影响局部升温

机械作用

温热作用

理化作用

生物物理学效应

第二节
治疗作用

空化作用

氢离子浓度的改变

对酶活性、蛋白质合成的影响

对自由基的影响

弥散作用

触变作用

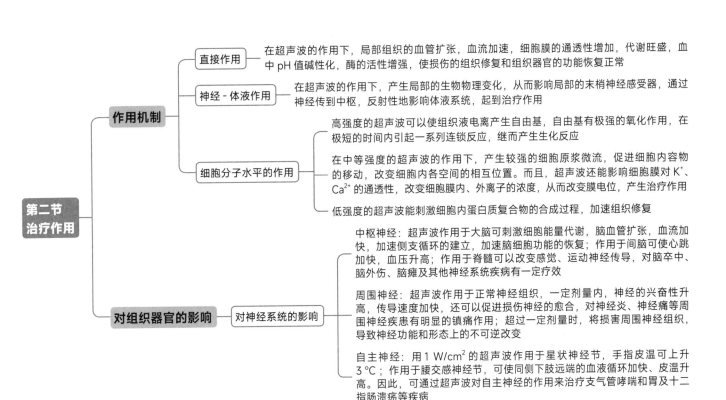

第二节
治疗作用 —— 对组织器官的影响

- 对心脏的作用 —— 房室束对超声波的作用非常敏感，小剂量超声波对心电图无影响，用 0.75~1.25 W/cm^2 的脉冲超声波移动法作用于心前区，对冠心病患者有扩张冠状动脉及解除血管痉挛的作用。大剂量超声波可引起心脏活动能力及节律的改变，减慢心率，诱发心绞痛，严重时发生心律失常，导致心搏骤停

- 对骨骼的作用 —— 在超声波的作用下，骨膜部位由于界面反射会聚积较大能量，剂量过大时可引起骨膜疼痛

- 对肌肉及结缔组织的作用 —— 横纹肌对超声波较敏感，治疗剂量的超声波可降低痉缩肌肉的张力，使肌纤维松弛而解除痉挛

- 对皮肤的作用 —— 在治疗剂量的超声波作用下，皮肤轻微充血，有轻微刺感及温热感，但无明显红斑

- 对眼的作用 —— 小剂量超声波可减轻炎症反应，改善血液循环，促进炎症吸收及组织修复，刺激角膜再生，对玻璃体混浊、眼内出血、视网膜炎、外伤性白内障等眼科疾病有较好的疗效；大剂量超声波可引起结膜充血、角膜水肿、晶体损害性白内障、交感性眼炎等损伤

- 对生殖系统的作用 —— 不同性别的生殖器官及腺体，对超声波均很敏感。小剂量超声波可刺激卵巢功能，促进卵泡形成，使子宫内膜蜕变周期提前；可防止盆腔附件组织内渗出物机化，促进输卵管通畅，减少粘连，软化瘢痕；可增加精子的活动性，有利于提高受孕率

- 其他系统 —— 在适量超声波的作用下，可见肾毛细血管、小静脉扩张和充血，胃肠分泌和蠕动增强；作用于甲状腺区，可促进甲状腺吸收碘的功能

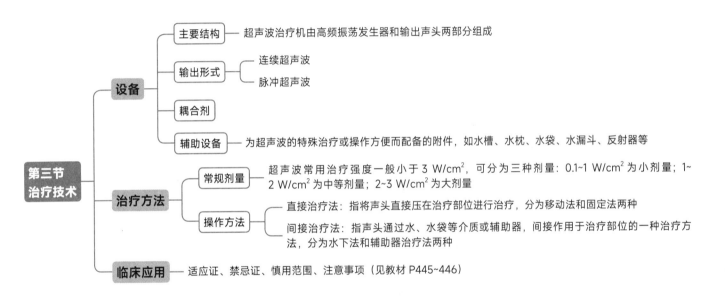

超声波治疗机由高频振荡发生器和输出声头两部分组成

连续超声波
脉冲超声波

为超声波的特殊治疗或操作方便而配备的附件，如水槽、水枕、水袋、水漏斗、反射器等

超声波常用治疗强度一般小于 3 W/cm^2，可分为三种剂量：0.1~1 W/cm^2 为小剂量；1~2 W/cm^2 为中等剂量；2~3 W/cm^2 为大剂量

直接治疗法：指将声头直接压在治疗部位进行治疗，分为移动法和固定法两种

间接治疗法：指声头通过水、水袋等介质或辅助器，间接作用于治疗部位的一种治疗方法，分为水下法和辅助器治疗法两种

适应证、禁忌证、慎用范围、注意事项（见教材 P445~446）

设备
主要结构
输出形式
耦合剂
辅助设备

治疗方法
常规剂量
操作方法

临床应用

第三节 治疗技术

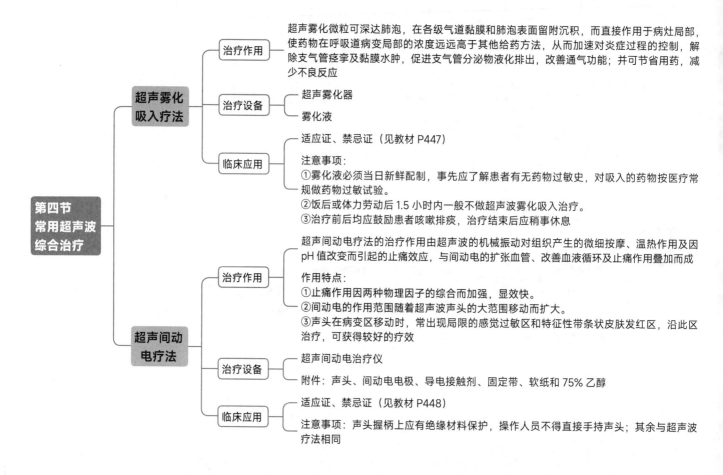

第四节 常用超声波综合治疗

超声雾化吸入疗法

治疗作用
超声雾化微粒可深达肺泡，在各级气道黏膜和肺泡表面留附沉积，而直接作用于病灶局部，使药物在呼吸道病变局部的浓度远远高于其他给药方法，从而加速对炎症过程的控制，解除支气管痉挛及黏膜水肿，促进支气管分泌物液化排出，改善通气功能；并可节省用药，减少不良反应

治疗设备
超声雾化器
雾化液

临床应用
适应证、禁忌证（见教材 P447）

注意事项：
①雾化液必须当日新鲜配制，事先应了解患者有无药物过敏史，对吸入的药物按医疗常规做药物过敏试验。
②饭后或体力劳动后 1.5 小时内一般不做超声波雾化吸入治疗。
③治疗前后均应鼓励患者咳嗽排痰，治疗结束后应稍事休息

超声间动电疗法

治疗作用
超声间动电疗法的治疗作用由超声波的机械振动对组织产生的微细按摩、温热作用及因 pH 值改变而引起的止痛效应，与间动电的扩张血管、改善血液循环及止痛作用叠加而成

作用特点：
①止痛作用因两种物理因子的综合而加强，显效快。
②间动电的作用范围随着超声波声头的大范围移动而扩大。
③声头在病变区移动时，常出现局限的感觉过敏区和特征性带条状皮肤发红区，沿此区治疗，可获得较好的疗效

治疗设备
超声间动电治疗仪
附件：声头、间动电电极、导电接触剂、固定带、软纸和 75% 乙醇

临床应用
适应证、禁忌证（见教材 P448）

注意事项：声头握柄上应有绝缘材料保护，操作人员不得直接手持声头；其余与超声波疗法相同

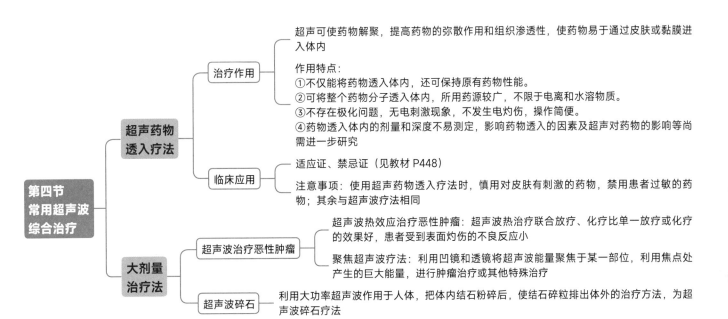

第四节 常用超声波综合治疗

- **超声药物透入疗法**
  - **治疗作用**
    - 超声可使药物解聚，提高药物的弥散作用和组织渗透性，使药物易于通过皮肤或黏膜进入体内
    - 作用特点：
      ①不仅能将药物透入体内，还可保持原有药物性能。
      ②可将整个药物分子透入体内，所用药源较广，不限于电离和水溶物质。
      ③不存在极化问题，无电刺激现象，不发生电灼伤，操作简便。
      ④药物透入体内的剂量和深度不易测定，影响药物透入的因素及超声对药物的影响等尚需进一步研究
  - **临床应用**
    - 适应证、禁忌证（见教材 P448）
    - 注意事项：使用超声药物透入疗法时，慎用对皮肤有刺激的药物，禁用患者过敏的药物；其余与超声波疗法相同
- **大剂量治疗法**
  - **超声波治疗恶性肿瘤**
    - 超声波热效应治疗恶性肿瘤：超声波热治疗联合放疗、化疗比单一放疗或化疗的效果好，患者受到表面灼伤的不良反应小
    - 聚焦超声波疗法：利用凹镜和透镜将超声波能量聚焦于某一部位，利用焦点处产生的巨大能量，进行肿瘤治疗或其他特殊治疗
  - **超声波碎石**
    - 利用大功率超声波作用于人体，把体内结石粉碎后，使结石碎粒排出体外的治疗方法，为超声波碎石疗法

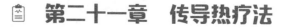

第二十一章 传导热疗法

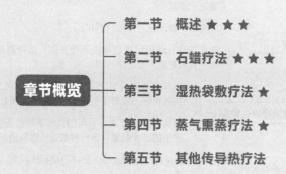
重点掌握

1. 概述

2. 石蜡疗法

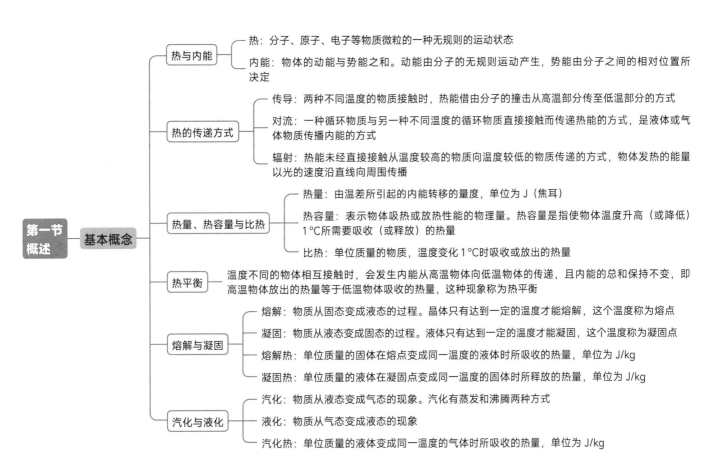

第一节概述 — **基本概念**

- **热与内能**
  - 热：分子、原子、电子等物质微粒的一种无规则的运动状态
  - 内能：物体的动能与势能之和。动能由分子的无规则运动产生，势能由分子之间的相对位置所决定

- **热的传递方式**
  - 传导：两种不同温度的物质接触时，热能借由分子的撞击从高温部分传至低温部分的方式
  - 对流：一种循环物质与另一种不同温度的循环物质直接接触而传递热能的方式，是液体或气体物质传播内能的方式
  - 辐射：热能未经直接接触从温度较高的物质向温度较低的物质传递的方式，物体发热的能量以光的速度沿直线向周围传播

- **热量、热容量与比热**
  - 热量：由温差所引起的内能转移的量度，单位为 J（焦耳）
  - 热容量：表示物体吸热或放热性能的物理量。热容量是指使物体温度升高（或降低）1℃所需要吸收（或释放）的热量
  - 比热：单位质量的物质，温度变化 1℃时吸收或放出的热量

- **热平衡**
  - 温度不同的物体相互接触时，会发生内能从高温物体向低温物体的传递，且内能的总和保持不变，即高温物体放出的热量等于低温物体吸收的热量，这种现象称为热平衡

- **熔解与凝固**
  - 熔解：物质从固态变成液态的过程。晶体只有达到一定的温度才能熔解，这个温度称为熔点
  - 凝固：物质从液态变成固态的过程。液体只有达到一定的温度才能凝固，这个温度称为凝固点
  - 熔解热：单位质量的固体在熔点变成同一温度的液体时所吸收的热量，单位为 J/kg
  - 凝固热：单位质量的液体在凝固点变成同一温度的固体时所释放的热量，单位为 J/kg

- **汽化与液化**
  - 汽化：物质从液态变成气态的现象。汽化有蒸发和沸腾两种方式
  - 液化：物质从气态变成液态的现象
  - 汽化热：单位质量的液体变成同一温度的气体时所吸收的热量，单位为 J/kg

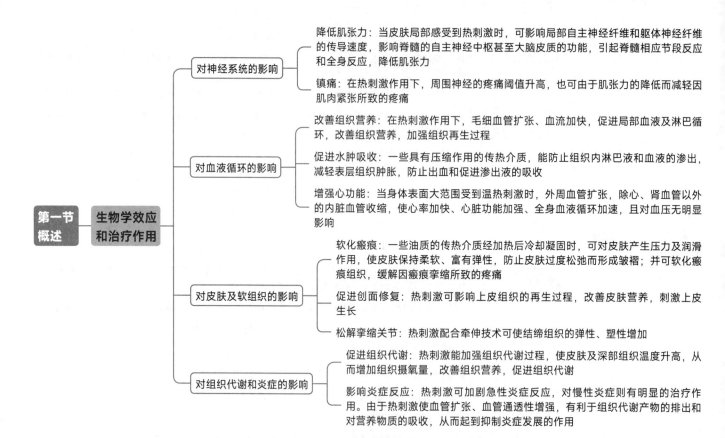

第一节 概述 — **生物学效应和治疗作用**

对神经系统的影响
- 降低肌张力：当皮肤局部感受到热刺激时，可影响局部自主神经纤维和躯体神经纤维的传导速度，影响脊髓的自主神经中枢甚至大脑皮质的功能，引起脊髓相应节段反应和全身反应，降低肌张力
- 镇痛：在热刺激作用下，周围神经的疼痛阈值升高，也可由于肌张力的降低而减轻因肌肉紧张所致的疼痛

对血液循环的影响
- 改善组织营养：在热刺激作用下，毛细血管扩张、血流加快，促进局部血液及淋巴循环，改善组织营养，加强组织再生过程
- 促进水肿吸收：一些具有压缩作用的传热介质，能防止组织内淋巴液和血液的渗出，减轻表层组织肿胀，防止出血和促进渗出液的吸收
- 增强心功能：当身体表面大范围受到温热刺激时，外周血管扩张，除心、肾血管以外的内脏血管收缩，使心率加快、心脏功能加强、全身血液循环加速，且对血压无明显影响

对皮肤及软组织的影响
- 软化瘢痕：一些油质的传热介质经加热后冷却凝固时，可对皮肤产生压力及润滑作用，使皮肤保持柔软、富有弹性，防止皮肤过度松弛而形成皱褶；并可软化瘢痕组织，缓解因瘢痕挛缩所致的疼痛
- 促进创面修复：热刺激可影响上皮组织的再生过程，改善皮肤营养，刺激上皮生长
- 松解挛缩关节：热刺激配合牵伸技术可使结缔组织的弹性、塑性增加

对组织代谢和炎症的影响
- 促进组织代谢：热刺激能加强组织代谢过程，使皮肤及深部组织温度升高，从而增加组织摄氧量，改善组织营养，促进组织代谢
- 影响炎症反应：热刺激可加剧急性炎症反应，对慢性炎症则有明显的治疗作用。由于热刺激使血管扩张、血管通透性增强，有利于组织代谢产物的排出和对营养物质的吸收，从而起到抑制炎症发展的作用

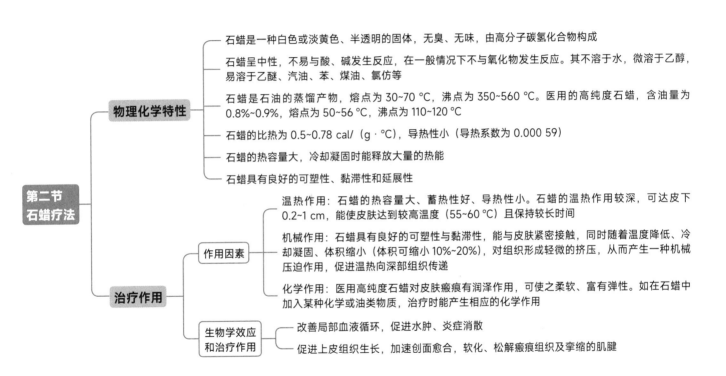

第二节
石蜡疗法

物理化学特性
- 石蜡是一种白色或淡黄色、半透明的固体，无臭、无味，由高分子碳氢化合物构成
- 石蜡呈中性，不易与酸、碱发生反应，在一般情况下不与氧化物发生反应。其不溶于水，微溶于乙醇，易溶于乙醚、汽油、苯、煤油、氯仿等
- 石蜡是石油的蒸馏产物，熔点为 30~70 ℃，沸点为 350~560 ℃。医用的高纯度石蜡，含油量为 0.8%~0.9%，熔点为 50~56 ℃，沸点为 110~120 ℃
- 石蜡的比热为 0.5~0.78 cal/（g·℃），导热性小（导热系数为 0.000 59）
- 石蜡的热容量大，冷却凝固时能释放大量的热能
- 石蜡具有良好的可塑性、黏滞性和延展性

治疗作用

作用因素
- 温热作用：石蜡的热容量大、蓄热性好、导热性小。石蜡的温热作用较深，可达皮下 0.2~1 cm，能使皮肤达到较高温度（55~60 ℃）且保持较长时间
- 机械作用：石蜡具有良好的可塑性与黏滞性，能与皮肤紧密接触，同时随着温度降低、冷却凝固、体积缩小（体积可缩小 10%~20%），对组织形成轻微的挤压，从而产生一种机械压迫作用，促进温热向深部组织传递
- 化学作用：医用高纯度石蜡对皮肤瘢痕有润泽作用，可使之柔软、富有弹性。如在石蜡中加入某种化学或油类物质，治疗时能产生相应的化学作用

生物学效应和治疗作用
- 改善局部血液循环，促进水肿、炎症消散
- 促进上皮组织生长，加速创面愈合，软化、松解瘢痕组织及挛缩的肌腱

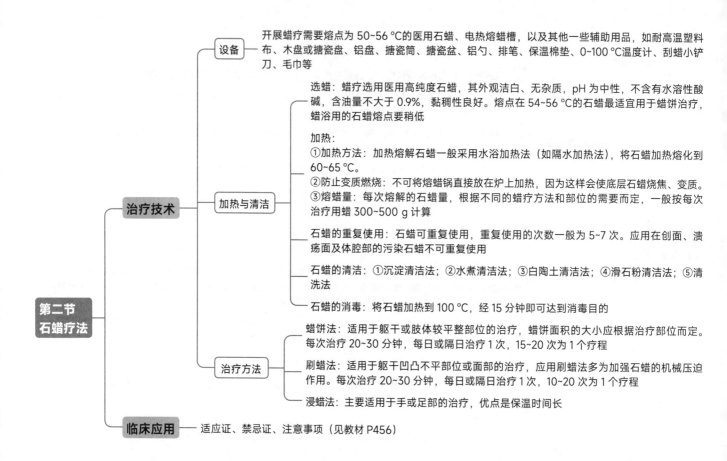

第二节 石蜡疗法

- **治疗技术**
  - **设备** —— 开展蜡疗需要熔点为 50~56 ℃的医用石蜡、电热熔蜡槽，以及其他一些辅助用品，如耐高温塑料布、木盘或搪瓷盘、铝盘、搪瓷筒、搪瓷盆、铝勺、排笔、保温棉垫、0~100 ℃温度计、刮蜡小铲刀、毛巾等
  - **加热与清洁**
    - 选蜡：蜡疗选用医用高纯度石蜡，其外观洁白、无杂质，pH 为中性，不含有水溶性酸碱，含油量不大于 0.9%，黏稠性良好。熔点在 54~56 ℃的石蜡最适宜用于蜡饼治疗，蜡浴用的石蜡熔点要稍低
    - 加热：
      ①加热方法：加热熔解石蜡一般采用水浴加热法（如隔水加热法），将石蜡加热熔化到 60~65 ℃。
      ②防止变质燃烧：不可将熔蜡锅直接放在炉上加热，因为这样会使底层石蜡烧焦、变质。
      ③熔蜡量：每次熔解的石蜡量，根据不同的蜡疗方法和部位的需要而定，一般按每次治疗用蜡 300~500 g 计算
    - 石蜡的重复使用：石蜡可重复使用，重复使用的次数一般为 5~7 次。应用在创面、溃疡面及体腔部的污染石蜡不可重复使用
    - 石蜡的清洁：①沉淀清洁法；②水煮清洁法；③白陶土清洁法；④滑石粉清洁法；⑤清洗法
    - 石蜡的消毒：将石蜡加热到 100 ℃，经 15 分钟即可达到消毒目的
  - **治疗方法**
    - 蜡饼法：适用于躯干或肢体较平整部位的治疗，蜡饼面积的大小应根据治疗部位而定。每次治疗 20~30 分钟，每日或隔日治疗 1 次，15~20 次为 1 个疗程
    - 刷蜡法：适用于躯干凹凸不平部位或面部的治疗，应用刷蜡法多为加强石蜡的机械压迫作用。每次治疗 20~30 分钟，每日或隔日治疗 1 次，10~20 次为 1 个疗程
    - 浸蜡法：主要适用于手或足部的治疗，优点是保温时间长
- **临床应用** —— 适应证、禁忌证、注意事项（见教材 P456）

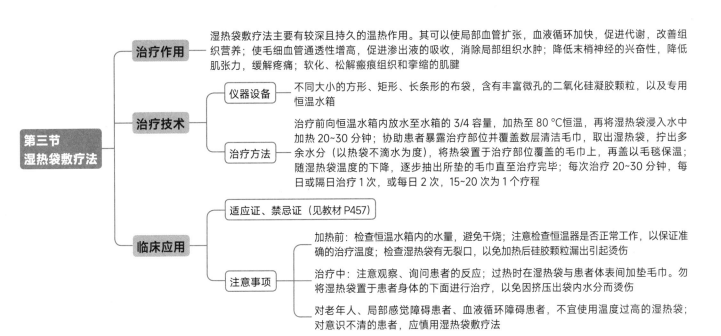

治疗作用

湿热袋敷疗法主要有较深且持久的温热作用。其可以使局部血管扩张，血液循环加快，促进代谢，改善组织营养；使毛细血管通透性增高，促进渗出液的吸收，消除局部组织水肿；降低末梢神经的兴奋性，降低肌张力，缓解疼痛；软化、松解瘢痕组织和挛缩的肌腱

第三节 湿热袋敷疗法

治疗技术

仪器设备
不同大小的方形、矩形、长条形的布袋，含有丰富微孔的二氧化硅凝胶颗粒，以及专用恒温水箱

治疗方法
治疗前向恒温水箱内放水至水箱的 3/4 容量，加热至 80 ℃恒温，再将湿热袋浸入水中加热 20~30 分钟；协助患者暴露治疗部位并覆盖数层清洁毛巾，取出湿热袋，拧出多余水分（以热袋不滴水为度），将热袋置于治疗部位覆盖的毛巾上，再盖以毛毯保温；随湿热袋温度的下降，逐步抽出所垫的毛巾直至治疗完毕；每次治疗 20~30 分钟，每日或隔日治疗 1 次，或每日 2 次，15~20 次为 1 个疗程

临床应用

适应证、禁忌证（见教材 P457）

注意事项

加热前：检查恒温水箱内的水量，避免干烧；注意检查恒温器是否正常工作，以保证准确的治疗温度；检查湿热袋有无裂口，以免加热后硅胶颗粒漏出引起烫伤

治疗中：注意观察、询问患者的反应；过热时在湿热袋与患者体表间加垫毛巾。勿将湿热袋置于患者身体的下面进行治疗，以免因挤压出袋内水分而烫伤

对老年人、局部感觉障碍患者、血液循环障碍患者，不宜使用温度过高的湿热袋；对意识不清的患者，应慎用湿热袋敷疗法

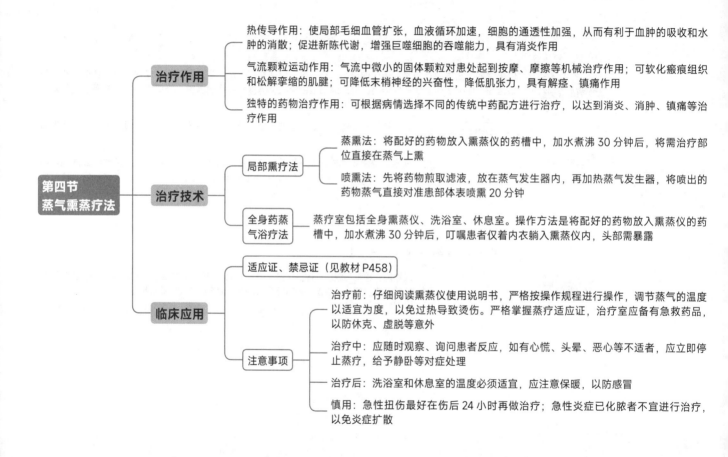

第四节 蒸气熏蒸疗法

治疗作用

热传导作用：使局部毛细血管扩张，血液循环加速，细胞的通透性加强，从而有利于血肿的吸收和水肿的消散；促进新陈代谢，增强巨噬细胞的吞噬能力，具有消炎作用

气流颗粒运动作用：气流中微小的固体颗粒对患处起到按摩、摩擦等机械治疗作用；可软化瘢痕组织和松解挛缩的肌腱；可降低末梢神经的兴奋性，降低肌张力，具有解痉、镇痛作用

独特的药物治疗作用：可根据病情选择不同的传统中药配方进行治疗，以达到消炎、消肿、镇痛等治疗作用

治疗技术

局部熏疗法

蒸熏法：将配好的药物放入熏蒸仪的药槽中，加水煮沸 30 分钟后，将需治疗部位直接在蒸气上熏

喷熏法：先将药物煎取滤液，放在蒸气发生器内，再加热蒸气发生器，将喷出的药物蒸气直接对准患部体表喷熏 20 分钟

全身药蒸气浴疗法

蒸疗室包括全身熏蒸仪、洗浴室、休息室。操作方法是将配好的药物放入熏蒸仪的药槽中，加水煮沸 30 分钟后，叮嘱患者仅着内衣躺入熏蒸仪内，头部需暴露

临床应用

适应证、禁忌证（见教材 P458）

注意事项

治疗前：仔细阅读熏蒸仪使用说明书，严格按操作规程进行操作，调节蒸气的温度以适宜为度，以免过热导致烫伤。严格掌握蒸疗适应证，治疗室应备有急救药品，以防休克、虚脱等意外

治疗中：应随时观察、询问患者反应，如有心慌、头晕、恶心等不适者，应立即停止蒸疗，给予静卧等对症处理

治疗后：洗浴室和休息室的温度必须适宜，应注意保暖，以防感冒

慎用：急性扭伤最好在伤后 24 小时再做治疗；急性炎症已化脓者不宜进行治疗，以免炎症扩散

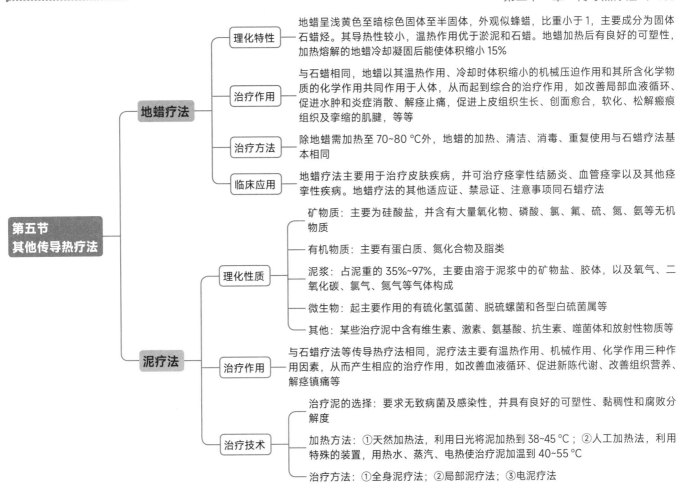

地蜡疗法

理化特性 地蜡呈浅黄色至暗棕色固体至半固体，外观似蜂蜡，比重小于1，主要成分为固体石蜡烃。其导热性较小，温热作用优于淤泥和石蜡。地蜡加热后有良好的可塑性，加热熔解的地蜡冷却凝固后能使体积缩小 15%

治疗作用 与石蜡相同，地蜡以其温热作用、冷却时体积缩小的机械压迫作用和其所含化学物质的化学作用共同作用于人体，从而起到综合的治疗作用，如改善局部血液循环、促进水肿和炎症消散、解痉止痛，促进上皮组织生长、创面愈合，软化、松解瘢痕组织及挛缩的肌腱，等等

治疗方法 除地蜡需加热至 70~80 ℃外，地蜡的加热、清洁、消毒、重复使用与石蜡疗法基本相同

临床应用 地蜡疗法主要用于治疗皮肤疾病，并可治疗痉挛性结肠炎、血管痉挛以及其他痉挛性疾病。地蜡疗法的其他适应证、禁忌证、注意事项同石蜡疗法

第五节
其他传导热疗法

泥疗法

理化性质
矿物质：主要为硅酸盐，并含有大量氧化物、磷酸、氯、氟、硫、氮、氨等无机物质

有机物质：主要有蛋白质、氮化合物及脂类

泥浆：占泥重的 35%~97%，主要由溶于泥浆中的矿物盐、胶体，以及氧气、二氧化碳、氯气、氮气等气体构成

微生物：起主要作用的有硫化氢弧菌、脱硫螺菌和各型白硫菌属等

其他：某些治疗泥中含有维生素、激素、氨基酸、抗生素、噬菌体和放射性物质等

治疗作用 与石蜡疗法等传导热疗法相同，泥疗法主要有温热作用、机械作用、化学作用三种作用因素，从而产生相应的治疗作用，如改善血液循环、促进新陈代谢、改善组织营养、解痉镇痛等

治疗技术
治疗泥的选择：要求无致病菌及感染性，并具有良好的可塑性、黏稠性和腐败分解度

加热方法：①天然加热法，利用日光将泥加热到 38~45 ℃；②人工加热，利用特殊的装置，用热水、蒸汽、电热使治疗泥加温到 40~55 ℃

治疗方法：①全身泥疗法；②局部泥疗法；③电泥疗法

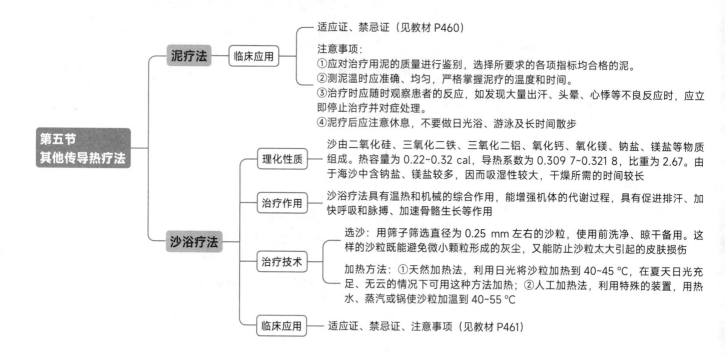

第五节 其他传导热疗法

- **泥疗法**
  - **临床应用**
    - 适应证、禁忌证（见教材 P460）
    - 注意事项：
      ①应对治疗用泥的质量进行鉴别，选择所要求的各项指标均合格的泥。
      ②测泥温时应准确、均匀，严格掌握泥疗的温度和时间。
      ③治疗时应随时观察患者的反应，如发现大量出汗、头晕、心悸等不良反应时，应立即停止治疗并对症处理。
      ④泥疗后应注意休息，不要做日光浴、游泳及长时间散步

- **沙浴疗法**
  - **理化性质**
    - 沙由二氧化硅、三氧化二铁、三氧化二铝、氧化钙、氧化镁、钠盐、镁盐等物质组成。热容量为 0.22~0.32 cal，导热系数为 0.309 7~0.321 8，比重为 2.67。由于海沙中含钠盐、镁盐较多，因而吸湿性较大，干燥所需的时间较长
  - **治疗作用**
    - 沙浴疗法具有温热和机械的综合作用，能增强机体的代谢过程，具有促进排汗、加快呼吸和脉搏、加速骨骼生长等作用
  - **治疗技术**
    - 选沙：用筛子筛选直径为 0.25 mm 左右的沙粒，使用前洗净、晾干备用。这样的沙粒既能避免微小颗粒形成的灰尘，又能防止沙粒太大引起的皮肤损伤
    - 加热方法：①天然加热法，利用日光将沙粒加热到 40~45 ℃，在夏天日光充足、无云的情况下可用这种方法加热；②人工加热法，利用特殊的装置，用热水、蒸汽或锅使沙粒加温到 40~55 ℃
  - **临床应用**
    - 适应证、禁忌证、注意事项（见教材 P461）

第二十二章　压力疗法

章节概览
- 第一节　正压疗法
- 第二节　负压疗法
- 第三节　正负压疗法

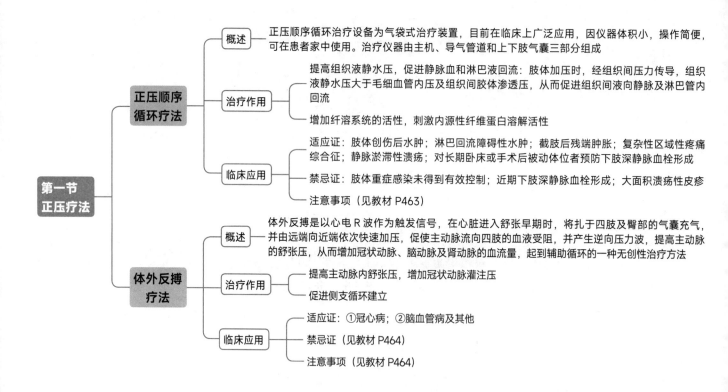

第一节 正压疗法

正压顺序循环疗法

- **概述**: 正压顺序循环治疗设备为气袋式治疗装置,目前在临床上广泛应用,因仪器体积小,操作简便,可在患者家中使用。治疗仪器由主机、导气管道和上下肢气囊三部分组成

- **治疗作用**
  - 提高组织液静水压,促进静脉血和淋巴液回流:肢体加压时,经组织间压力传导,组织液静水压大于毛细血管内压及组织间胶体渗透压,从而促进组织间液向静脉及淋巴管内回流
  - 增加纤溶系统的活性,刺激内源性纤维蛋白溶解活性

- **临床应用**
  - 适应证:肢体创伤后水肿;淋巴回流障碍性水肿;截肢后残端肿胀;复杂性区域性疼痛综合征;静脉淤滞性溃疡;对长期卧床或手术后被动体位者预防下肢深静脉血栓形成
  - 禁忌证:肢体重症感染未得到有效控制;近期下肢深静脉血栓形成;大面积溃疡性皮疹
  - 注意事项(见教材 P463)

体外反搏疗法

- **概述**: 体外反搏是以心电 R 波作为触发信号,在心脏进入舒张早期时,将扎于四肢及臀部的气囊充气,并由远端向近端依次快速加压,促使主动脉流向四肢的血液受阻,并产生逆向压力波,提高主动脉的舒张压,从而增加冠状动脉、脑动脉及肾动脉的血流量,起到辅助循环的一种无创性治疗方法

- **治疗作用**
  - 提高主动脉内舒张压,增加冠状动脉灌注压
  - 促进侧支循环建立

- **临床应用**
  - 适应证:①冠心病;②脑血管病及其他
  - 禁忌证(见教材 P464)
  - 注意事项(见教材 P464)

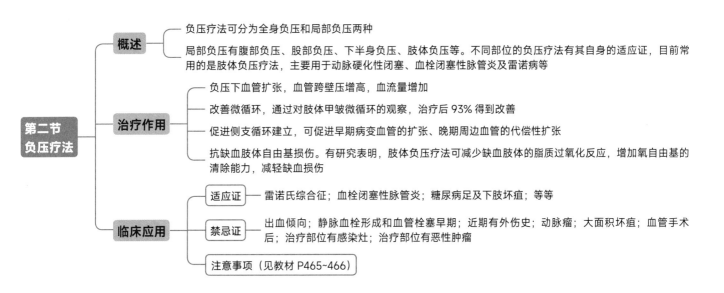

第二节 负压疗法

概述
- 负压疗法可分为全身负压和局部负压两种
- 局部负压有腹部负压、股部负压、下半身负压、肢体负压等。不同部位的负压疗法有其自身的适应证，目前常用的是肢体负压疗法，主要用于动脉硬化性闭塞、血栓闭塞性脉管炎及雷诺病等

治疗作用
- 负压下血管扩张，血管跨壁压增高，血流量增加
- 改善微循环，通过对肢体甲皱微循环的观察，治疗后 93% 得到改善
- 促进侧支循环建立，可促进早期病变血管的扩张、晚期周边血管的代偿性扩张
- 抗缺血肢体自由基损伤。有研究表明，肢体负压疗法可减少缺血肢体的脂质过氧化反应，增加氧自由基的清除能力，减轻缺血损伤

临床应用
- 适应证——雷诺氏综合征；血栓闭塞性脉管炎；糖尿病足及下肢坏疽；等等
- 禁忌证——出血倾向；静脉血栓形成和血管栓塞早期；近期有外伤史；动脉瘤；大面积坏疽；血管手术后；治疗部位有感染灶；治疗部位有恶性肿瘤
- 注意事项（见教材 P465~466）

第三节 正负压疗法

- **概述** —— 正负压疗法目前主要用于人体四肢，通过改变肢体外部的压力，达到增加血管跨壁压力来促进肢体血液循环的作用，不仅可用于治疗肢体血管疾病，还可用于治疗由血液循环障碍引起的各种疾病

- **治疗作用**
  - 当施予高于大气压的压力时，肢体毛细血管、静脉及淋巴管内的液体受到挤压，向压力小即处于常压下的肢体近端方向流动，促使外周淤积的血液加速进入血液循环，随着毛细血管的排空，组织间水肿的液体易于回到血管中，有利于水肿的消退
  - 当负压作用于肢体时，由于外部压力低于体内压力，血管被动扩张，并且使沿动脉血流方向压力下降梯度增大，肢体被动充血，促使大量动脉血流入，改善组织循环，增加了肢体营养和能量供给，有利于组织的修复和建立侧支循环

- **临床应用**
  - **适应证**
    - 单纯性静脉曲张、静脉炎早期和病情已经稳定的动脉栓塞引起的循环障碍
    - 四肢动脉粥样硬化、动脉中层硬化、血栓闭塞性脉管炎
    - 周围血液循环障碍，包括外伤后血管痉挛、雷诺氏综合征、弛缓性瘫痪合并循环障碍
    - 免疫性疾病引起的血管病变，如多发动脉炎、硬皮病、类风湿关节炎合并脉管炎、系统性红斑狼疮
    - 糖尿病性血管病变
    - 局部循环障碍引起的皮肤溃疡、褥疮、组织坏死等
    - 其他非禁忌疾病引起的血液循环障碍，如真性红细胞增多症早期
    - 淋巴水肿，如乳腺癌术后术侧上肢淋巴性水肿
    - 冻伤
    - 预防术后下肢深静脉血栓形成等
  - **禁忌证** —— 同负压疗法的"禁忌证"
  - **注意事项** —— 同正压顺序循环疗法的"注意事项"

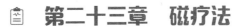 第二十三章　磁疗法

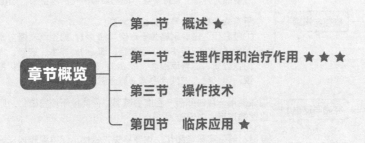

章节概览

第一节　概述 ★

第二节　生理作用和治疗作用 ★ ★ ★

第三节　操作技术

第四节　临床应用 ★

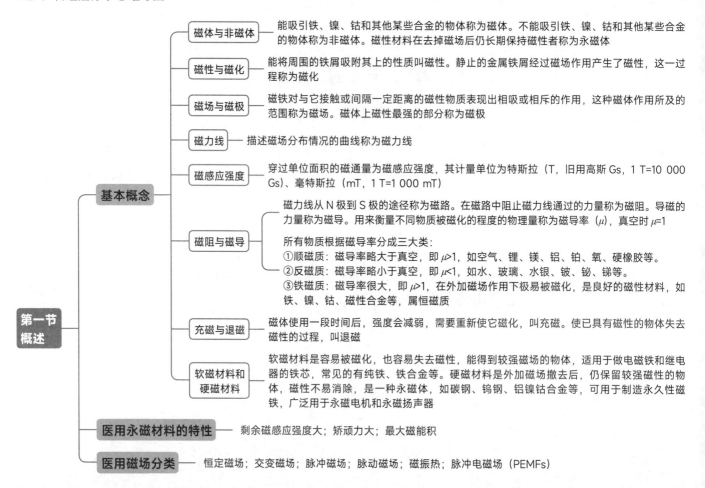

基本概念

- **磁体与非磁体** ——能吸引铁、镍、钴和其他某些合金的物体称为磁体。不能吸引铁、镍、钴和其他某些合金的物体称为非磁体。磁性材料在去掉磁场后仍长期保持磁性者称为永磁体

- **磁性与磁化** ——能将周围的铁屑吸附其上的性质叫磁性。静止的金属铁屑经过磁场作用产生了磁性，这一过程称为磁化

- **磁场与磁极** ——磁铁对与它接触或间隔一定距离的磁性物质表现出相吸或相斥的作用，这种磁体作用所及的范围称为磁场。磁体上磁性最强的部分称为磁极

- **磁力线** ——描述磁场分布情况的曲线称为磁力线

- **磁感应强度** ——穿过单位面积的磁通量为磁感应强度，其计量单位为特斯拉（T，旧用高斯 Gs，1 T=10 000 Gs）、毫特斯拉（mT，1 T=1 000 mT）

- **磁阻与磁导** ——磁力线从 N 极到 S 极的途径称为磁路。在磁路中阻止磁力线通过的力量称为磁阻。导磁的力量称为磁导。用来衡量不同物质被磁化的程度的物理量称为磁导率（μ），真空时 $\mu=1$

  所有物质根据磁导率分成三大类：
  ①顺磁质：磁导率略大于真空，即 $\mu>1$，如空气、锂、镁、铝、铂、氧、硬橡胶等。
  ②反磁质：磁导率略小于真空，即 $\mu<1$，如水、玻璃、水银、铍、铋、锑等。
  ③铁磁质：磁导率很大，即 $\mu\gg1$，在外加磁场作用下极易被磁化，是良好的磁性材料，如铁、镍、钴、磁性合金等，属恒磁质

- **充磁与退磁** ——磁体使用一段时间后，强度会减弱，需要重新使它磁化，叫充磁。使已具有磁性的物体失去磁性的过程，叫退磁

- **软磁材料和硬磁材料** ——软磁材料是容易被磁化，也容易失去磁性，能得到较强磁场的物体，适用于做电磁铁和继电器的铁芯，常见的有纯铁、铁合金等。硬磁材料是外加磁场撤去后，仍保留较强磁性的物体，磁性不易消除，是一种永磁体，如碳钢、钨钢、铝镍钴合金等，可用于制造永久性磁铁，广泛用于永磁电机和永磁扬声器

第一节 概述

- **医用永磁材料的特性** ——剩余磁感应强度大；矫顽力大；最大磁能积

- **医用磁场分类** ——恒定磁场；交变磁场；脉冲磁场；脉动磁场；磁振热；脉冲电磁场（PEMFs）

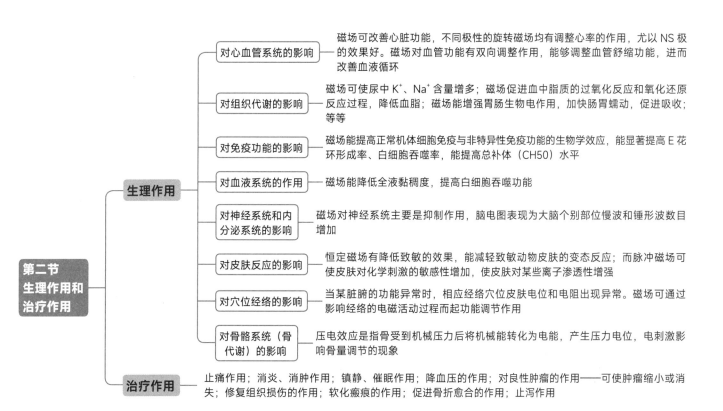

第二节 生理作用和治疗作用

生理作用

- **对心血管系统的影响** —— 磁场可改善心脏功能，不同极性的旋转磁场均有调整心率的作用，尤以 NS 极的效果好。磁场对血管功能有双向调整作用，能够调整血管舒缩功能，进而改善血液循环

- **对组织代谢的影响** —— 磁场可使尿中 K^+、Na^+ 含量增多；磁场促进血中脂质的过氧化反应和氧化还原反应过程，降低血脂；磁场能增强胃肠生物电作用，加快肠胃蠕动，促进吸收；等等

- **对免疫功能的影响** —— 磁场能提高正常机体细胞免疫与非特异性免疫功能的生物学效应，能显著提高 E 花环形成率、白细胞吞噬率，能提高总补体（CH50）水平

- **对血液系统的作用** —— 磁场能降低全液黏稠度，提高白细胞吞噬功能

- **对神经系统和内分泌系统的影响** —— 磁场对神经系统主要是抑制作用，脑电图表现为大脑个别部位慢波和锤形波数目增加

- **对皮肤反应的影响** —— 恒定磁场有降低致敏的效果，能减轻致敏动物皮肤的变态反应；而脉冲磁场可使皮肤对化学刺激的敏感性增加，使皮肤对某些离子渗透性增强

- **对穴位经络的影响** —— 当某脏腑的功能异常时，相应经络穴位皮肤电位和电阻出现异常。磁场可通过影响经络的电磁活动过程而起功能调节作用

- **对骨骼系统（骨代谢）的影响** —— 压电效应是指骨受到机械压力后将机械能转化为电能，产生压力电位，电刺激影响骨量调节的现象

治疗作用 —— 止痛作用；消炎、消肿作用；镇静、催眠作用；降血压的作用；对良性肿瘤的作用——可使肿瘤缩小或消失；修复组织损伤的作用；软化瘢痕的作用；促进骨折愈合的作用；止泻作用

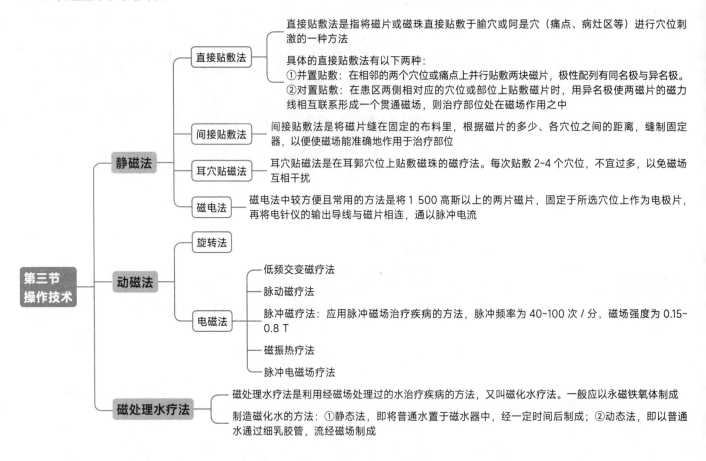

第三节 操作技术

- **静磁法**
  - **直接贴敷法**
    - 直接贴敷法是指将磁片或磁珠直接贴敷于腧穴或阿是穴（痛点、病灶区等）进行穴位刺激的一种方法
    - 具体的直接贴敷法有以下两种：
      ①并置贴敷：在相邻的两个穴位或痛点上并行贴敷两块磁片，极性配列有同名极与异名极。
      ②对置贴敷：在患区两侧相对应的穴位或部位上贴敷磁片时，用异名极使两磁片的磁力线相互联系形成一个贯通磁场，则治疗部位处在磁场作用之中
  - **间接贴敷法**
    - 间接贴敷法是将磁片缝在固定的布料里，根据磁片的多少、各穴位之间的距离，缝制固定器，以便使磁场能准确地作用于治疗部位
  - **耳穴贴磁法**
    - 耳穴贴磁法是在耳郭穴位上贴敷磁珠的磁疗法。每次贴敷 2~4 个穴位，不宜过多，以免磁场互相干扰
  - **磁电法**
    - 磁电法中较方便且常用的方法是将 1 500 高斯以上的两片磁片，固定于所选穴位上作为电极片，再将电针仪的输出导线与磁片相连，通以脉冲电流

- **动磁法**
  - **旋转法**
  - **电磁法**
    - 低频交变磁疗法
    - 脉动磁疗法
    - 脉冲磁疗法：应用脉冲磁场治疗疾病的方法，脉冲频率为 40~100 次 / 分，磁场强度为 0.15~0.8 T
    - 磁振热疗法
    - 脉冲电磁场疗法

- **磁处理水疗法**
  - 磁处理水疗法是利用经磁场处理过的水治疗疾病的方法，又叫磁化水疗法。一般应以永磁铁氧体制成
  - 制造磁化水的方法：①静态法，即将普通水置于磁水器中，经一定时间后制成；②动态法，即以普通水通过细乳胶管，流经磁场制成

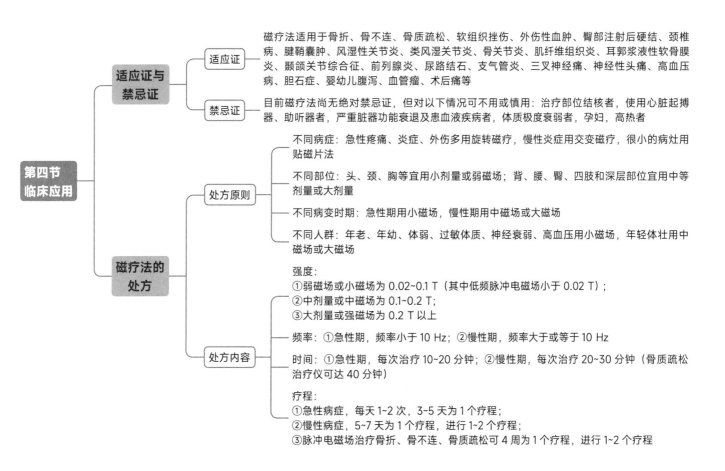

第四节 临床应用

适应证与禁忌证

　适应证：磁疗法适用于骨折、骨不连、骨质疏松、软组织挫伤、外伤性血肿、臀部注射后硬结、颈椎病、腱鞘囊肿、风湿性关节炎、类风湿关节炎、骨关节炎、肌纤维组织炎、耳郭浆液性软骨膜炎、颞颌关节综合征、前列腺炎、尿路结石、支气管炎、三叉神经痛、神经性头痛、高血压病、胆石症、婴幼儿腹泻、血管瘤、术后痛等

　禁忌证：目前磁疗法尚无绝对禁忌证，但对以下情况可不用或慎用：治疗部位结核者，使用心脏起搏器、助听器者，严重脏器功能衰退及患血液疾病者，体质极度衰弱者，孕妇，高热者

磁疗法的处方

　处方原则

　　不同病症：急性疼痛、炎症、外伤多用旋转磁疗，慢性炎症用交变磁疗，很小的病灶用贴磁片法

　　不同部位：头、颈、胸等宜用小剂量或弱磁场；背、腰、臀、四肢和深层部位宜用中等剂量或大剂量

　　不同病变时期：急性期用小磁场，慢性期用中磁场或大磁场

　　不同人群：年老、年幼、体弱、过敏体质、神经衰弱、高血压用小磁场，年轻体壮用中磁场或大磁场

　处方内容

　　强度：
　　①弱磁场或小磁场为 0.02~0.1 T（其中低频脉冲电磁场小于 0.02 T）；
　　②中剂量或中磁场为 0.1~0.2 T；
　　③大剂量或强磁场为 0.2 T 以上

　　频率：①急性期，频率小于 10 Hz；②慢性期，频率大于或等于 10 Hz

　　时间：①急性期，每次治疗 10~20 分钟；②慢性期，每次治疗 20~30 分钟（骨质疏松治疗仪可达 40 分钟）

　　疗程：
　　①急性病症，每天 1~2 次，3~5 天为 1 个疗程；
　　②慢性病症，5~7 天为 1 个疗程，进行 1~2 个疗程；
　　③脉冲电磁场治疗骨折、骨不连、骨质疏松可 4 周为 1 个疗程，进行 1~2 个疗程

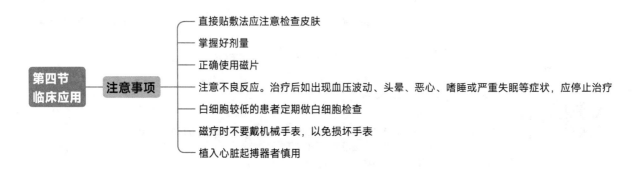

第四节
临床应用 —— 注意事项

- 直接贴敷法应注意检查皮肤
- 掌握好剂量
- 正确使用磁片
- 注意不良反应。治疗后如出现血压波动、头晕、恶心、嗜睡或严重失眠等症状，应停止治疗
- 白细胞较低的患者定期做白细胞检查
- 磁疗时不要戴机械手表，以免损坏手表
- 植入心脏起搏器者慎用

📋 第二十四章　水疗法

重点掌握

1. 概述

2. 操作技术

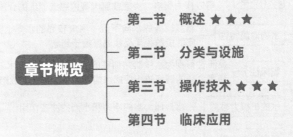

章节概览
- 第一节　概述 ★ ★ ★
- 第二节　分类与设施
- 第三节　操作技术 ★ ★ ★
- 第四节　临床应用

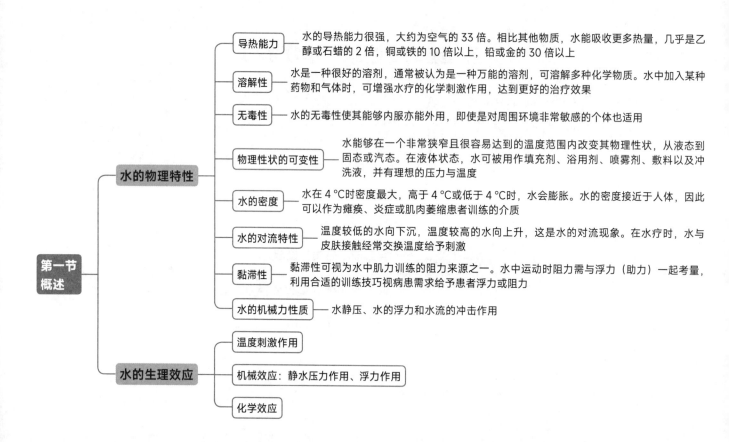

第一节 概述

- **水的物理特性**
  - **导热能力** —— 水的导热能力很强，大约为空气的 33 倍。相比其他物质，水能吸收更多热量，几乎是乙醇或石蜡的 2 倍，铜或铁的 10 倍以上，铅或金的 30 倍以上
  - **溶解性** —— 水是一种很好的溶剂，通常被认为是一种万能的溶剂，可溶解多种化学物质。水中加入某种药物和气体时，可增强水疗的化学刺激作用，达到更好的治疗效果
  - **无毒性** —— 水的无毒性使其能够内服亦能外用，即使是对周围环境非常敏感的个体也适用
  - **物理性状的可变性** —— 水能够在一个非常狭窄且很容易达到的温度范围内改变其物理性状，从液态到固态或汽态。在液体状态，水可被用作填充剂、浴用剂、喷雾剂、敷料以及冲洗液，并有理想的压力与温度
  - **水的密度** —— 水在 4 ℃时密度最大，高于 4 ℃或低于 4 ℃时，水会膨胀。水的密度接近于人体，因此可以作为瘫痪、炎症或肌肉萎缩患者训练的介质
  - **水的对流特性** —— 温度较低的水向下沉，温度较高的水向上升，这是水的对流现象。在水疗时，水与皮肤接触经常交换温度给予刺激
  - **黏滞性** —— 黏滞性可视为水中肌力训练的阻力来源之一。水中运动时阻力需与浮力（助力）一起考量，利用合适的训练技巧视病患需求给予患者浮力或阻力
  - **水的机械力性质** —— 水静压、水的浮力和水流的冲击作用

- **水的生理效应**
  - 温度刺激作用
  - 机械效应：静水压力作用、浮力作用
  - 化学效应

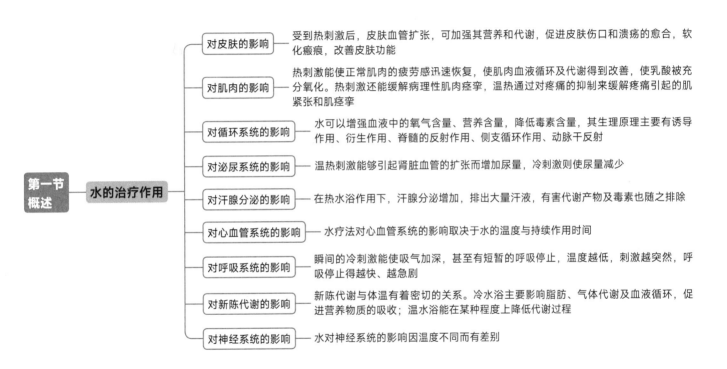

第一节
概述 —— 水的治疗作用

对皮肤的影响 —— 受到热刺激后，皮肤血管扩张，可加强其营养和代谢，促进皮肤伤口和溃疡的愈合，软化瘢痕，改善皮肤功能

对肌肉的影响 —— 热刺激能使正常肌肉的疲劳感迅速恢复，使肌肉血液循环及代谢得到改善，使乳酸被充分氧化。热刺激还能缓解病理性肌肉痉挛，温热通过对疼痛的抑制来缓解疼痛引起的肌紧张和肌痉挛

对循环系统的影响 —— 水可以增强血液中的氧气含量、营养含量，降低毒素含量，其生理原理主要有诱导作用、衍生作用、脊髓的反射作用、侧支循环作用、动脉干反射

对泌尿系统的影响 —— 温热刺激能够引起肾脏血管的扩张而增加尿量，冷刺激则使尿量减少

对汗腺分泌的影响 —— 在热水浴作用下，汗腺分泌增加，排出大量汗液，有害代谢产物及毒素也随之排除

对心血管系统的影响 —— 水疗法对心血管系统的影响取决于水的温度与持续作用时间

对呼吸系统的影响 —— 瞬间的冷刺激能使吸气加深，甚至有短暂的呼吸停止，温度越低，刺激越突然，呼吸停止得越快、越急剧

对新陈代谢的影响 —— 新陈代谢与体温有着密切的关系。冷水浴主要影响脂肪、气体代谢及血液循环，促进营养物质的吸收；温水浴能在某种程度上降低代谢过程

对神经系统的影响 —— 水对神经系统的影响因温度不同而有差别

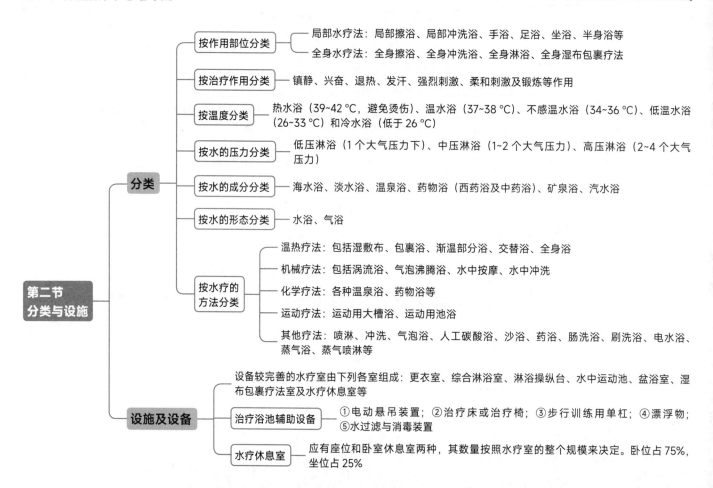

第二节 分类与设施

分类

按作用部位分类
- 局部水疗法：局部擦浴、局部冲洗浴、手浴、足浴、坐浴、半身浴等
- 全身水疗法：全身擦浴、全身冲洗浴、全身淋浴、全身湿布包裹疗法

按治疗作用分类 —— 镇静、兴奋、退热、发汗、强烈刺激、柔和刺激及锻炼等作用

按温度分类 —— 热水浴（39~42 ℃，避免烫伤）、温水浴（37~38 ℃）、不感温水浴（34~36 ℃）、低温水浴（26~33 ℃）和冷水浴（低于 26 ℃）

按水的压力分类 —— 低压淋浴（1 个大气压力下）、中压淋浴（1~2 个大气压力）、高压淋浴（2~4 个大气压力）

按水的成分分类 —— 海水浴、淡水浴、温泉浴、药物浴（西药浴及中药浴）、矿泉浴、汽水浴

按水的形态分类 —— 水浴、气浴

按水疗的方法分类
- 温热疗法：包括湿敷布、包裹浴、渐温部分浴、交替浴、全身浴
- 机械疗法：包括涡流浴、气泡沸腾浴、水中按摩、水中冲洗
- 化学疗法：各种温泉浴、药物浴等
- 运动疗法：运动用大槽浴、运动用池浴
- 其他疗法：喷淋、冲洗、气泡浴、人工碳酸浴、沙浴、药浴、肠洗浴、刷洗浴、电水浴、蒸气浴、蒸气喷淋等

设施及设备
- 设备较完善的水疗室由下列各室组成：更衣室、综合淋浴室、淋浴操纵台、水中运动池、盆浴室、湿布包裹疗法室及水疗休息室等
- **治疗浴池辅助设备** —— ①电动悬吊装置；②治疗床或治疗椅；③步行训练用单杠；④漂浮物；⑤水过滤与消毒装置
- **水疗休息室** —— 应有座位和卧室休息室两种，其数量按照水疗室的整个规模来决定。卧位占 75%，坐位占 25%

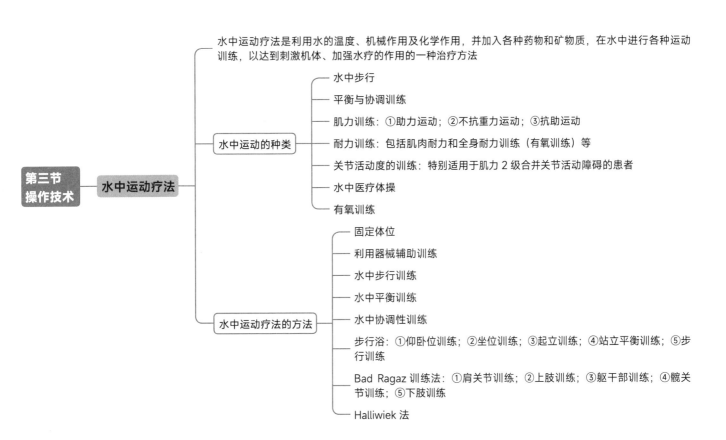

第三节 操作技术

水中运动疗法

水中运动疗法是利用水的温度、机械作用及化学作用，并加入各种药物和矿物质，在水中进行各种运动训练，以达到刺激机体、加强水疗的作用的一种治疗方法

水中运动的种类
- 水中步行
- 平衡与协调训练
- 肌力训练：①助力运动；②不抗重力运动；③抗助运动
- 耐力训练：包括肌肉耐力和全身耐力训练（有氧训练）等
- 关节活动度的训练：特别适用于肌力 2 级合并关节活动障碍的患者
- 水中医疗体操
- 有氧训练

水中运动疗法的方法
- 固定体位
- 利用器械辅助训练
- 水中步行训练
- 水中平衡训练
- 水中协调性训练
- 步行浴：①仰卧位训练；②坐位训练；③起立训练；④站立平衡训练；⑤步行训练
- Bad Ragaz 训练法：①肩关节训练；②上肢训练；③躯干部训练；④髋关节训练；⑤下肢训练
- Halliwiek 法

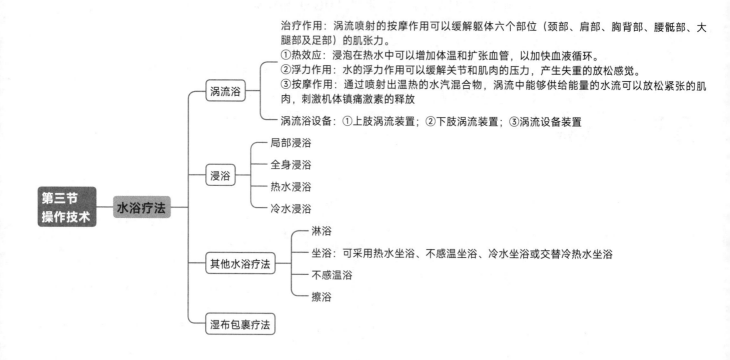

第三节 操作技术 —— 水浴疗法

涡流浴
- 治疗作用：涡流喷射的按摩作用可以缓解躯体六个部位（颈部、肩部、胸背部、腰骶部、大腿部及足部）的肌张力。
  ①热效应：浸泡在热水中可以增加体温和扩张血管，以加快血液循环。
  ②浮力作用：水的浮力作用可以缓解关节和肌肉的压力，产生失重的放松感觉。
  ③按摩作用：通过喷射出温热的水汽混合物，涡流中能够供给能量的水流可以放松紧张的肌肉，刺激机体镇痛激素的释放
- 涡流浴设备：①上肢涡流装置；②下肢涡流装置；③涡流设备装置

浸浴
- 局部浸浴
- 全身浸浴
- 热水浸浴
- 冷水浸浴

其他水浴疗法
- 淋浴
- 坐浴：可采用热水坐浴、不感温坐浴、冷水坐浴或交替冷热水坐浴
- 不感温浴
- 擦浴

湿布包裹疗法

第四节 临床应用 — 适应证、禁忌证、注意事项（见教材 P487~489）

第二十五章　冷疗法与冷冻疗法

重点掌握

1. 冷疗法

2. 冷冻疗法的治疗作用及作用特点

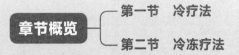

章节概览 ┬ 第一节　冷疗法

└ 第二节　冷冻疗法

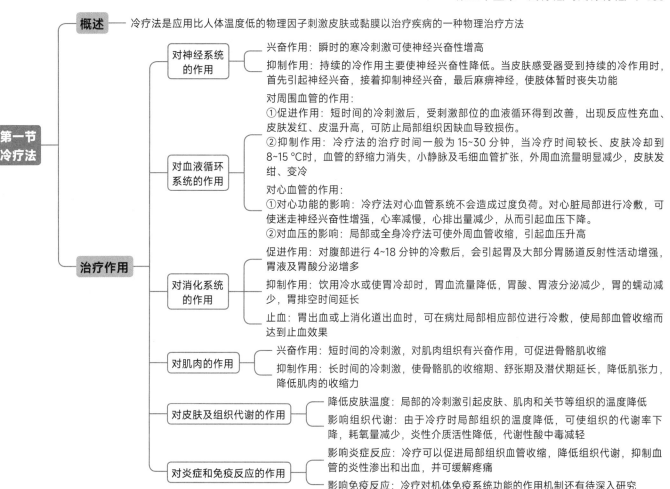

概述 —— 冷疗法是应用比人体温度低的物理因子刺激皮肤或黏膜以治疗疾病的一种物理治疗方法

第一节 冷疗法

对神经系统的作用
- 兴奋作用：瞬时的寒冷刺激可使神经兴奋性增高
- 抑制作用：持续的冷作用主要使神经兴奋性降低。当皮肤感受器受到持续的冷作用时，首先引起神经兴奋，接着抑制神经兴奋，最后麻痹神经，使肢体暂时丧失功能

对血液循环系统的作用
- 对周围血管的作用：
  ①促进作用：短时间的冷刺激后，受刺激部位的血液循环得到改善，出现反应性充血、皮肤发红、皮温升高，可防止局部组织因缺血导致损伤。
  ②抑制作用：冷疗法的治疗时间一般为 15~30 分钟，当冷疗时间较长、皮肤冷却到 8~15 ℃时，血管的舒缩力消失，小静脉及毛细血管扩张，外周血流量明显减少，皮肤发绀、变冷
- 对心血管的作用：
  ①对心功能的影响：冷疗法对心血管系统不会造成过度负荷。对心脏局部进行冷敷，可使迷走神经兴奋性增强，心率减慢，心排出量减少，从而引起血压下降。
  ②对血压的影响：局部或全身冷疗法可使外周血管收缩，引起血压升高

治疗作用

对消化系统的作用
- 促进作用：对腹部进行 4~18 分钟的冷敷后，会引起胃及大部分胃肠道反射性活动增强，胃液及胃酸分泌增多
- 抑制作用：饮用冷水或使胃冷却时，胃血流量降低，胃酸、胃液分泌减少，胃的蠕动减少，胃排空时间延长
- 止血：胃出血或上消化道出血时，可在病灶局部相应部位进行冷敷，使局部血管收缩而达到止血效果

对肌肉的作用
- 兴奋作用：短时间的冷刺激，对肌肉组织有兴奋作用，可促进骨骼肌收缩
- 抑制作用：长时间的冷刺激，使骨骼肌的收缩期、舒张期及潜伏期延长，降低肌张力，降低肌肉的收缩力

对皮肤及组织代谢的作用
- 降低皮肤温度：局部的冷刺激引起皮肤、肌肉和关节等组织的温度降低
- 影响组织代谢：由于冷疗时局部组织的温度降低，可使组织的代谢率下降，耗氧量减少，炎性介质活性降低，代谢性酸中毒减轻

对炎症和免疫反应的作用
- 影响炎症反应：冷疗可以促进局部组织血管收缩，降低组织代谢，抑制血管的炎性渗出和出血，并可缓解疼痛
- 影响免疫反应：冷疗对机体免疫系统功能的作用机制还有待深入研究

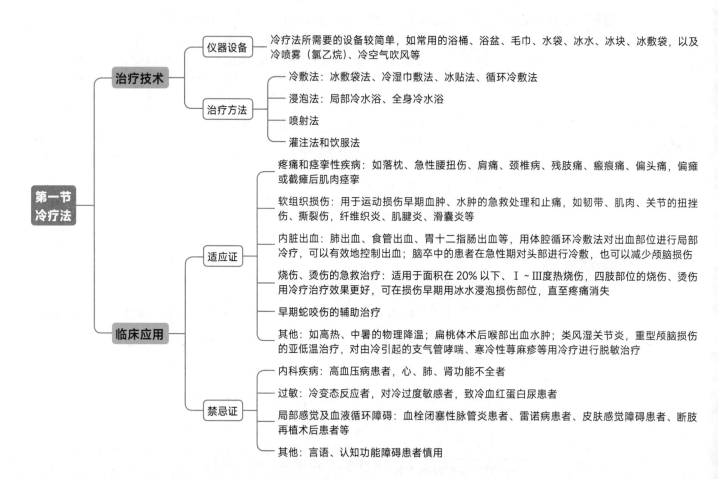

治疗技术

仪器设备：冷疗法所需要的设备较简单，如常用的浴桶、浴盆、毛巾、水袋、冰水、冰块、冰敷袋，以及冷喷雾（氯乙烷）、冷空气吹风等

治疗方法
- 冷敷法：冰敷袋法、冷湿巾敷法、冰贴法、循环冷敷法
- 浸泡法：局部冷水浴、全身冷水浴
- 喷射法
- 灌注法和饮服法

第一节 冷疗法

临床应用

适应证

疼痛和痉挛性疾病：如落枕、急性腰扭伤、肩痛、颈椎病、残肢痛、瘢痕痛、偏头痛，偏瘫或截瘫后肌肉痉挛

软组织损伤：用于运动损伤早期血肿、水肿的急救处理和止痛，如韧带、肌肉、关节的扭挫伤、撕裂伤，纤维织炎、肌腱炎、滑囊炎等

内脏出血：肺出血、食管出血、胃十二指肠出血等，用体腔循环冷敷法对出血部位进行局部冷疗，可以有效地控制出血；脑卒中的患者在急性期对头部进行冷敷，也可以减少颅脑损伤

烧伤、烫伤的急救治疗：适用于面积在20%以下、Ⅰ～Ⅲ度热烧伤，四肢部位的烧伤、烫伤用冷疗治疗效果更好，可在损伤早期用冰水浸泡损伤部位，直至疼痛消失

早期蛇咬伤的辅助治疗

其他：如高热、中暑的物理降温；扁桃体术后喉部出血水肿；类风湿关节炎，重型颅脑损伤的亚低温治疗，对由冷引起的支气管哮喘、寒冷性荨麻疹等用冷疗进行脱敏治疗

禁忌证

内科疾病：高血压病患者，心、肺、肾功能不全者

过敏：冷变态反应者，对冷过度敏感者，致冷血红蛋白尿患者

局部感觉及血液循环障碍：血栓闭塞性脉管炎患者、雷诺病患者、皮肤感觉障碍患者、断肢再植术后患者等

其他：言语、认知功能障碍患者慎用

第一节
冷疗法 ── 临床应用 ── 注意事项

在治疗前需对患者说明治疗的正常感觉和可能出现的不良反应

在进行治疗时，应防止过冷引起冻伤

在进行治疗时，要注意非治疗部位的保暖，防止患者受凉感冒

喷射法禁用于头面部，以免造成眼、鼻、呼吸道的损伤

冷过敏反应及相应处理办法：
①一般情况下患者出现全身反应比较少，有少数患者会出现头晕、恶心、面色苍白、出汗、血压下降甚至休克等情况，这种现象称为冷过敏反应。患者一旦出现冷过敏反应，需立即停止冷疗，予以平卧休息，并在身体其他部位加以温热治疗，喝热饮料；对疑有冷过敏的患者，治疗前应先进行过敏试验。
②冷疗有时会引起局部疼痛，一般不需特别处理，但是对于反应强烈、甚至由于疼痛导致休克的患者，需立即停止冷疗，予以卧床休息及全身复温。
③对轻度冻伤的部分，需要注意预防感染；对严重冻伤的部位，应该严格进行无菌穿刺抽液，并进行无菌换药

第二节
冷冻疗法

概述 ── 冷冻疗法是应用制冷物质和冷冻器械产生的 0 ℃以下的低温，作用于人体局部组织，使人体的组织细胞发生冻结和细胞破坏的现象，以达到治疗疾病的一种方法

治疗作用及作用特点

治疗作用
- 破坏作用：冷冻有破坏作用，可以造成组织细胞损伤和死亡
- 冷冻粘连及炎症反应：用 –30 ℃以下的冷探头直接与晶体囊膜接触，产生冷冻粘连，不易造成囊膜的撕破；用 –200 ℃的冷冻探头接触眼球壁，可产生无菌性炎症反应，视网膜脉络膜渗出和粘连
- 免疫作用：组织细胞或肿瘤细胞冷冻损伤后，除失去活力外，还会产生冷冻免疫反应

作用特点
- 组织破坏的均一性：组织冷冻后，局部毛细血管堵塞，数小时至 24 小时后组织发生坏死
- 冷冻坏死的范围：冷冻坏死灶与周围正常组织界限清楚，修复力强，生理愈合较快，炎性反应较轻
- 冷冻坏死的恢复过程：冷冻坏死的修复经过水肿期、坏死期和恢复期

治疗技术

常用设备 ── 临床上常用的设备有冷疗机、冷气雾喷射器、液态氮装置等

治疗方法 ── ①点冻法；②接触冷冻法；③喷射冷冻法；④倾注冷冻法；⑤刺入冷冻法；⑥冻 - 切 - 冻法；⑦浸入法

第二节
冷冻疗法 — 临床应用

- 适应证 —— 皮肤疾病、妇科疾病、五官疾病、外科疾病

- 禁忌证 —— 同冷疗法

- 注意事项

在治疗前应对患者说明治疗的正常反应和可能出现的不良反应，患者在治疗中不得随意变换体位和触摸冷冻机器

在采用冷冻治疗时，注意保护非治疗部位，避免制冷剂外漏，溅洒在正常组织和衣物上

喷射法禁用于头面部，以免造成眼、鼻、呼吸道的损伤，眼部治疗时，注意防止制冷剂损伤角膜

采用加压冷冻治疗时，皮下脂肪较少的部位不宜加压过重，并应避开主要神经分布区，以免损伤神经

冷冻治疗后 3~5 天保持创面清洁、干燥，结痂后禁用手揭，让其自然脱落

常见并发症的处理：
①局部创面感染：冷冻治疗本身对局部创面有灭菌作用，如创口已发生感染，给予抗生素治疗，并进行伤口换药。
②出血：是较常见的并发症，对于局部小出血灶，可采用止血剂及压迫止血；如出现搏动性出血或出血较多，应采用结扎止血或堵塞止血。
③水肿：病变组织在冷冻后出现局部水肿是正常现象，一般术后 1 周左右可自行消退。但是，对咽喉部的病变进行冷冻治疗后，需常规应用糖皮质激素等药物雾化吸入或肌内注射，以防止局部水肿反应严重而影响呼吸道通畅。
④疼痛：冷冻治疗后出现的短暂疼痛，一般不用做任何处理。如果患者对疼痛耐受较差或疼痛持续较久时，酌情给予止痛剂以缓解疼痛。
⑤神经损伤：冷冻对病变区穿过的神经支干有破坏作用。如损伤感觉神经，表现为神经支配区域出现麻木；损伤运动神经，出现神经所支配的肌肉麻痹。一般这种神经损伤是可逆性的，多出现在给予神经损伤常规治疗后，3 个月左右恢复功能

第二十六章　生物反馈疗法

重点掌握

1. 概述

2. 肌电生物反馈在脑卒中的应用

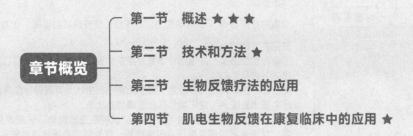

章节概览

第一节　概述 ★ ★ ★

第二节　技术和方法 ★

第三节　生物反馈疗法的应用

第四节　肌电生物反馈在康复临床中的应用 ★

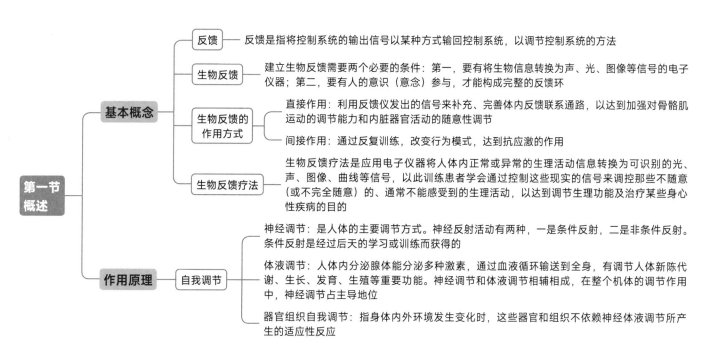

第一节 概述

基本概念

- **反馈** —— 反馈是指将控制系统的输出信号以某种方式输回控制系统，以调节控制系统的方法

- **生物反馈** —— 建立生物反馈需要两个必要的条件：第一，要有将生物信息转换为声、光、图像等信号的电子仪器；第二，要有人的意识（意念）参与，才能构成完整的反馈环

- **生物反馈的作用方式**
  - 直接作用：利用反馈仪发出的信号来补充、完善体内反馈联系通路，以达到加强对骨骼肌运动的调节能力和内脏器官活动的随意性调节
  - 间接作用：通过反复训练，改变行为模式，达到抗应激的作用

- **生物反馈疗法** —— 生物反馈疗法是应用电子仪器将人体内正常或异常的生理活动信息转换为可识别的光、声、图像、曲线等信号，以此训练患者学会通过控制这些现实的信号来调控那些不随意（或不完全随意）的、通常不能感受到的生理活动，以达到调节生理功能及治疗某些身心性疾病的目的

作用原理

- **自我调节**
  - 神经调节：是人体的主要调节方式。神经反射活动有两种，一是条件反射，二是非条件反射。条件反射是经过后天的学习或训练而获得的
  - 体液调节：人体内分泌腺体能分泌多种激素，通过血液循环输送到全身，有调节人体新陈代谢、生长、发育、生殖等重要功能。神经调节和体液调节相辅相成，在整个机体的调节作用中，神经调节占主导地位
  - 器官组织自我调节：指身体内外环境发生变化时，这些器官和组织不依赖神经体液调节所产生的适应性反应

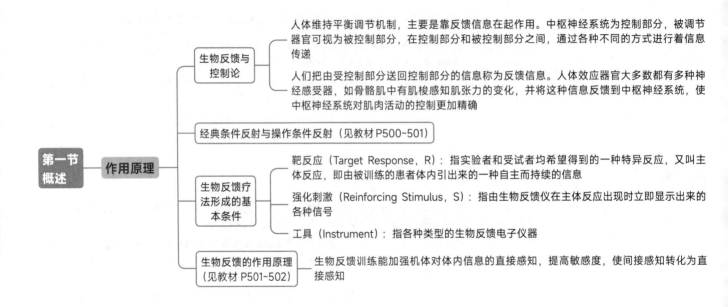

第一节 概述 — 作用原理

- 生物反馈与控制论
  - 人体维持平衡调节机制，主要是靠反馈信息在起作用。中枢神经系统为控制部分，被调节器官可视为被控制部分，在控制部分和被控制部分之间，通过各种不同的方式进行着信息传递
  - 人们把由受控制部分送回控制部分的信息称为反馈信息。人体效应器官大多数都有多种神经感受器，如骨骼肌中有肌梭感知肌张力的变化，并将这种信息反馈到中枢神经系统，使中枢神经系统对肌肉活动的控制更加精确

- 经典条件反射与操作条件反射（见教材 P500~501）

- 生物反馈疗法形成的基本条件
  - 靶反应（Target Response，R）：指实验者和受试者均希望得到的一种特异反应，又叫主体反应，即由被训练的患者体内引出来的一种自主而持续的信息
  - 强化刺激（Reinforcing Stimulus，S）：指由生物反馈仪在主体反应出现时立即显示出来的各种信号
  - 工具（Instrument）：指各种类型的生物反馈电子仪器

- 生物反馈的作用原理（见教材 P501~502）
  - 生物反馈训练能加强机体对体内信息的直接感知，提高敏感度，使间接感知转化为直接感知

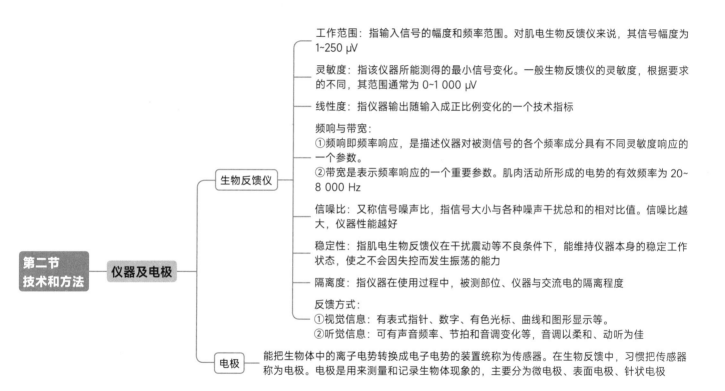

第二节
技术和方法

仪器及电极

生物反馈仪

工作范围：指输入信号的幅度和频率范围。对肌电生物反馈仪来说，其信号幅度为 1~250 μV

灵敏度：指该仪器所能测得的最小信号变化。一般生物反馈仪的灵敏度，根据要求的不同，其范围通常为 0~1 000 μV

线性度：指仪器输出随输入成正比例变化的一个技术指标

频响与带宽：
①频响即频率响应，是描述仪器对被测信号的各个频率成分具有不同灵敏度响应的一个参数。
②带宽是表示频率响应的一个重要参数。肌肉活动所形成的电势的有效频率为 20~8 000 Hz

信噪比：又称信号噪声比，指信号大小与各种噪声干扰总和的相对比值。信噪比越大，仪器性能越好

稳定性：指肌电生物反馈仪在干扰震动等不良条件下，能维持仪器本身的稳定工作状态，使之不会因失控而发生振荡的能力

隔离度：指仪器在使用过程中，被测部位、仪器与交流电的隔离程度

反馈方式：
①视觉信息：有表式指针、数字、有色光标、曲线和图形显示等。
②听觉信息：可有声音频率、节拍和音调变化等，音调以柔和、动听为佳

电极

能把生物体中的离子电势转换成电子电势的装置统称为传感器。在生物反馈中，习惯把传感器称为电极。电极是用来测量和记录生物体现象的，主要分为微电极、表面电极、针状电极

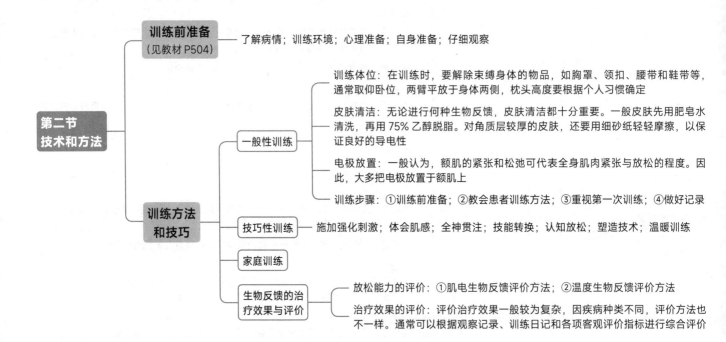

第二节
技术和方法

训练前准备
（见教材 P504）　了解病情；训练环境；心理准备；自身准备；仔细观察

训练方法
和技巧

一般性训练

训练体位：在训练时，要解除束缚身体的物品，如胸罩、领扣、腰带和鞋带等，通常取仰卧位，两臂平放于身体两侧，枕头高度要根据个人习惯确定

皮肤清洁：无论进行何种生物反馈，皮肤清洁都十分重要。一般皮肤先用肥皂水清洗，再用 75% 乙醇脱脂。对角质层较厚的皮肤，还要用细砂纸轻轻摩擦，以保证良好的导电性

电极放置：一般认为，额肌的紧张和松弛可代表全身肌肉紧张与放松的程度。因此，大多把电极放置于额肌上

训练步骤：①训练前准备；②教会患者训练方法；③重视第一次训练；④做好记录

技巧性训练　施加强化刺激；体会肌感；全神贯注；技能转换；认知放松；塑造技术；温暖训练

家庭训练

生物反馈的治疗效果与评价

放松能力的评价：①肌电生物反馈评价方法；②温度生物反馈评价方法

治疗效果的评价：评价治疗效果一般较为复杂，因疾病种类不同，评价方法也不一样。通常可以根据观察记录、训练日记和各项客观评价指标进行综合评价

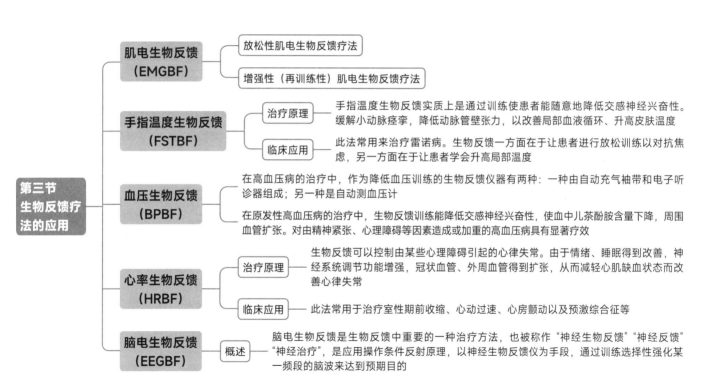

肌电生物反馈（EMGBF）
- 放松性肌电生物反馈疗法
- 增强性（再训练性）肌电生物反馈疗法

手指温度生物反馈（FSTBF）
- 治疗原理：手指温度生物反馈实质上是通过训练使患者能随意地降低交感神经兴奋性。缓解小动脉痉挛，降低动脉管壁张力，以改善局部血液循环、升高皮肤温度
- 临床应用：此法常用来治疗雷诺病。生物反馈一方面在于让患者进行放松训练以对抗焦虑，另一方面在于让患者学会升高局部温度

血压生物反馈（BPBF）
- 在高血压病的治疗中，作为降低血压训练的生物反馈仪器有两种：一种由自动充气袖带和电子听诊器组成；另一种是自动测血压计
- 在原发性高血压病的治疗中，生物反馈训练能降低交感神经兴奋性，使血中儿茶酚胺含量下降，周围血管扩张。对由精神紧张、心理障碍等因素造成或加重的高血压病具有显著疗效

心率生物反馈（HRBF）
- 治疗原理：生物反馈可以控制由某些心理障碍引起的心律失常。由于情绪、睡眠得到改善，神经系统调节功能增强，冠状血管、外周血管得到扩张，从而减轻心肌缺血状态而改善心律失常
- 临床应用：此法常用于治疗室性期前收缩、心动过速、心房颤动以及预激综合征等

脑电生物反馈（EEGBF）
- 概述：脑电生物反馈是生物反馈中重要的一种治疗方法，也被称作"神经生物反馈""神经反馈""神经治疗"，是应用操作条件反射原理，以神经生物反馈仪为手段，通过训练选择性强化某一频段的脑波来达到预期目的

第三节　生物反馈疗法的应用

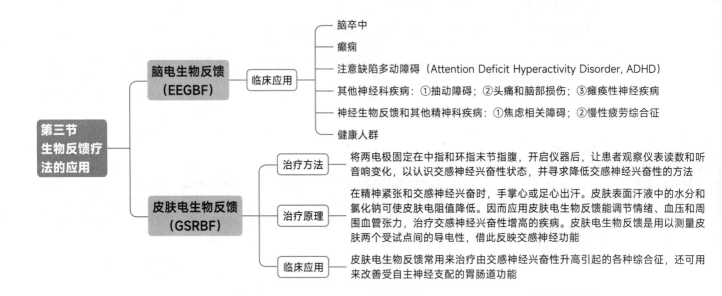

脑电生物反馈（EEGBF）

临床应用
- 脑卒中
- 癫痫
- 注意缺陷多动障碍（Attention Deficit Hyperactivity Disorder, ADHD）
- 其他神经科疾病：①抽动障碍；②头痛和脑部损伤；③瘫痪性神经疾病
- 神经生物反馈和其他精神科疾病：①焦虑相关障碍；②慢性疲劳综合征
- 健康人群

第三节 生物反馈疗法的应用

皮肤电生物反馈（GSRBF）

治疗方法：将两电极固定在中指和环指末节指腹，开启仪器后，让患者观察仪表读数和听音响变化，以认识交感神经兴奋性状态，并寻求降低交感神经兴奋性的方法

治疗原理：在精神紧张和交感神经兴奋时，手掌心或足心出汗。皮肤表面汗液中的水分和氯化钠可使皮肤电阻值降低。因而应用皮肤电生物反馈能调节情绪、血压和周围血管张力，治疗交感神经兴奋性增高的疾病。皮肤电生物反馈是用以测量皮肤两个受试点间的导电性，借此反映交感神经功能

临床应用：皮肤电生物反馈常用来治疗由交感神经兴奋性升高引起的各种综合征，还可用来改善受自主神经支配的胃肠道功能

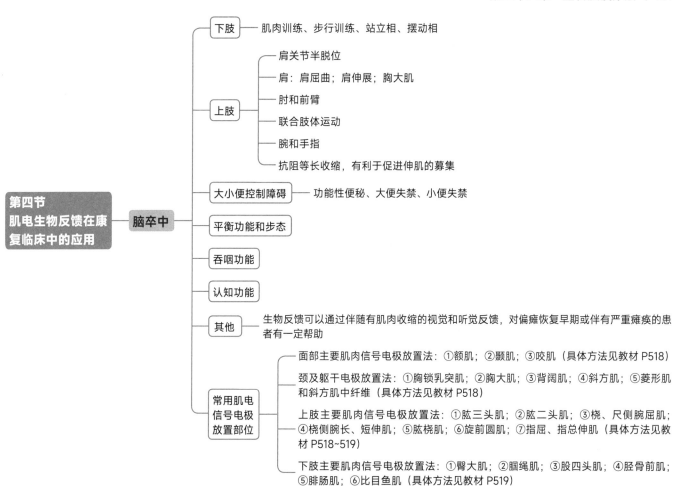

第四节 肌电生物反馈在康复临床中的应用

脑卒中

- **下肢** ── 肌肉训练、步行训练、站立相、摆动相
- **上肢**
  - 肩关节半脱位
  - 肩：肩屈曲；肩伸展；胸大肌
  - 肘和前臂
  - 联合肢体运动
  - 腕和手指
  - 抗阻等长收缩，有利于促进伸肌的募集
- **大小便控制障碍** ── 功能性便秘、大便失禁、小便失禁
- **平衡功能和步态**
- **吞咽功能**
- **认知功能**
- **其他** ── 生物反馈可以通过伴随有肌肉收缩的视觉和听觉反馈，对偏瘫恢复早期或伴有严重瘫痪的患者有一定帮助
- **常用肌电信号电极放置部位**
  - 面部主要肌肉信号电极放置法：①额肌；②颞肌；③咬肌（具体方法见教材 P518）
  - 颈及躯干电极放置法：①胸锁乳突肌；②胸大肌；③背阔肌；④斜方肌；⑤菱形肌和斜方肌中纤维（具体方法见教材 P518）
  - 上肢主要肌肉信号电极放置法：①肱三头肌；②肱二头肌；③桡、尺侧腕屈肌；④桡侧腕长、短伸肌；⑤肱桡肌；⑥旋前圆肌；⑦指屈、指总伸肌（具体方法见教材 P518~519）
  - 下肢主要肌肉信号电极放置法：①臀大肌；②腘绳肌；③股四头肌；④胫骨前肌；⑤腓肠肌；⑥比目鱼肌（具体方法见教材 P519）

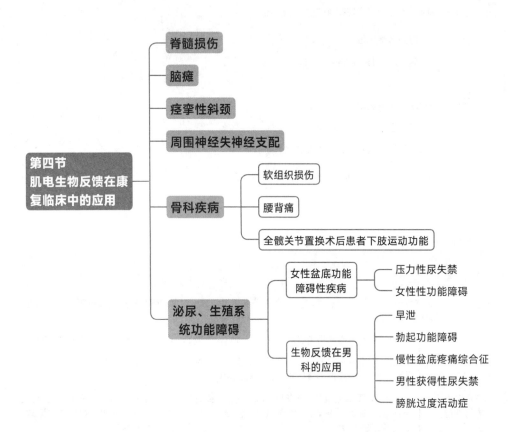

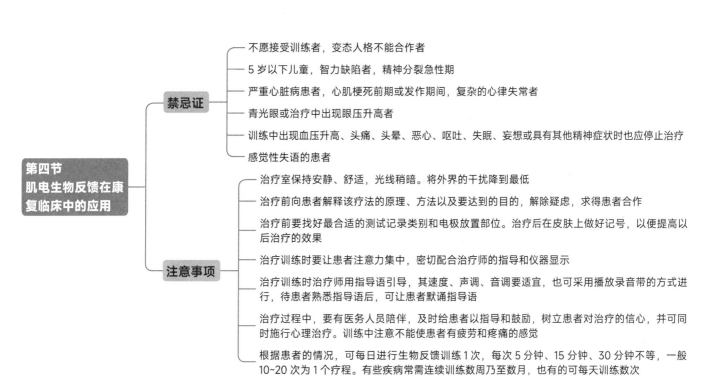

禁忌证
- 不愿接受训练者，变态人格不能合作者
- 5 岁以下儿童，智力缺陷者，精神分裂急性期
- 严重心脏病患者，心肌梗死前期或发作期间，复杂的心律失常者
- 青光眼或治疗中出现眼压升高者
- 训练中出现血压升高、头痛、头晕、恶心、呕吐、失眠、妄想或具有其他精神症状时也应停止治疗
- 感觉性失语的患者

第四节　肌电生物反馈在康复临床中的应用

注意事项
- 治疗室保持安静、舒适，光线稍暗。将外界的干扰降到最低
- 治疗前向患者解释该疗法的原理、方法以及要达到的目的，解除疑虑，求得患者合作
- 治疗前要找好最合适的测试记录类别和电极放置部位。治疗后在皮肤上做好记号，以便提高以后治疗的效果
- 治疗训练时要让患者注意力集中，密切配合治疗师的指导和仪器显示
- 治疗训练时治疗师用指导语引导，其速度、声调、音调要适宜，也可采用播放录音带的方式进行，待患者熟悉指导语后，可让患者默诵指导语
- 治疗过程中，要有医务人员陪伴，及时给患者以指导和鼓励，树立患者对治疗的信心，并可同时施行心理治疗。训练中注意不能使患者有疲劳和疼痛的感觉
- 根据患者的情况，可每日进行生物反馈训练 1 次，每次 5 分钟、15 分钟、30 分钟不等，一般 10~20 次为 1 个疗程。有些疾病常需连续训练数周乃至数月，也有的可每天训练数次

第二十七章 冲击波疗法

重点掌握

冲击波的生物学效应

章节概览

第一节 冲击波的物理学作用及生物学效应

第二节 冲击波的临床应用

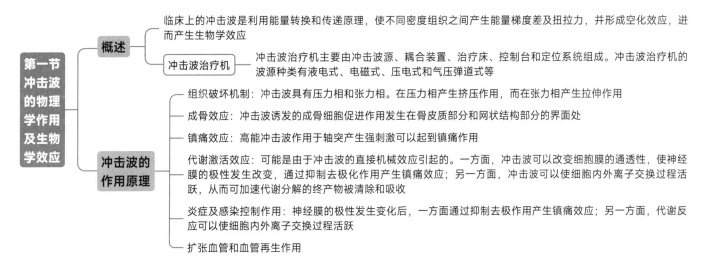

第一节 冲击波的物理学作用及生物学效应

概述

临床上的冲击波是利用能量转换和传递原理，使不同密度组织之间产生能量梯度差及扭拉力，并形成空化效应，进而产生生物学效应

冲击波治疗机

冲击波治疗机主要由冲击波源、耦合装置、治疗床、控制台和定位系统组成。冲击波治疗机的波源种类有液电式、电磁式、压电式和气压弹道式等

冲击波的作用原理

组织破坏机制：冲击波具有压力相和张力相。在压力相产生挤压作用，而在张力相产生拉伸作用

成骨效应：冲击波诱发的成骨细胞促进作用发生在骨皮质部分和网状结构部分的界面处

镇痛效应：高能冲击波作用于轴突产生强刺激可以起到镇痛作用

代谢激活效应：可能是由于冲击波的直接机械效应引起的。一方面，冲击波可以改变细胞膜的通透性，使神经膜的极性发生改变，通过抑制去极化作用产生镇痛效应；另一方面，冲击波可以使细胞内外离子交换过程活跃，从而可加速代谢分解的终产物被清除和吸收

炎症及感染控制作用：神经膜的极性发生变化后，一方面通过抑制去极作用产生镇痛效应；另一方面，代谢反应可以使细胞内外离子交换过程活跃

扩张血管和血管再生作用

波形 — 冲击波的压力波形包括一个在冲击波前沿迅速升压，随后逐渐衰减的压力相（正相），以及一个持续时间较长的张力相（负相）

物理学基础

常用参数
- 焦点、焦斑和焦区：焦点是指散射的冲击波经聚焦后产生的最高压力点。焦斑是指冲击波焦点处的横截面。焦区是指冲击波的正相压力大于或等于 50% 峰值压力的区域
- 压力场：是根据 X、Y、Z 坐标进行选定的，其中 Z 轴是治疗头的对称轴，穿越波源的中心，冲击波场是环绕着 Z 轴的对称区域，立体形态随波源不同而异。X 轴和 Y 轴在治疗焦点（F）上与 Z 轴垂直相交。确定冲击波场的压力分布，就需要在已知 Z 轴的条件下沿 X 轴和 Y 轴进行测量
- 冲击波能量：是对每一个压力场特定位置内的压力 / 时间函数进行时间积分后，再进行体积积分算出的
- 能流密度：表示垂直于冲击波传播方向的单位面积内通过的冲击波能量，一般用 mJ/mm^2 表示
- 有效焦区能量：是指流经焦点处垂直于 Z 轴的圆面积内的能量，即作用平面

第一节 冲击波的物理学作用及生物学效应

生物学效应
- 高能冲击波对肿瘤细胞的影响
  - 杀死肿瘤细胞，抑制肿瘤生长
  - 促使肿瘤细胞转移
- 冲击波使细胞外的大分子进入细胞内
- 低能冲击波对正常细胞的促进作用

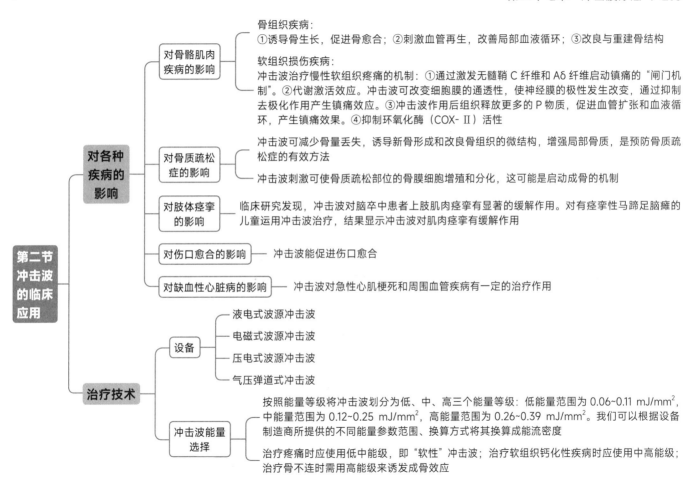

第二节 冲击波的临床应用

对各种疾病的影响

对骨骼肌肉疾病的影响

骨组织疾病：
①诱导骨生长，促进骨愈合；②刺激血管再生，改善局部血液循环；③改良与重建骨结构

软组织损伤疾病：
冲击波治疗慢性软组织疼痛的机制：①通过激发无髓鞘 C 纤维和 Aδ 纤维启动镇痛的"闸门机制"。②代谢激活效应。冲击波可改变细胞膜的通透性，使神经膜的极性发生改变，通过抑制去极化作用产生镇痛效应。③冲击波作用后组织释放更多的 P 物质，促进血管扩张和血液循环，产生镇痛效果。④抑制环氧化酶（COX-Ⅱ）活性

对骨质疏松症的影响

冲击波可减少骨量丢失，诱导新骨形成和改良骨组织的微结构，增强局部骨质，是预防骨质疏松症的有效方法

冲击波刺激可使骨质疏松部位的骨膜细胞增殖和分化，这可能是启动成骨的机制

对肢体痉挛的影响

临床研究发现，冲击波对脑卒中患者上肢肌肉痉挛有显著的缓解作用。对有痉挛性马蹄足脑瘫的儿童运用冲击波治疗，结果显示冲击波对肌肉痉挛有缓解作用

对伤口愈合的影响 —— 冲击波能促进伤口愈合

对缺血性心脏病的影响 —— 冲击波对急性心肌梗死和周围血管疾病有一定的治疗作用

治疗技术

设备

液电式波源冲击波

电磁式波源冲击波

压电式波源冲击波

气压弹道式冲击波

冲击波能量选择

按照能量等级将冲击波划分为低、中、高三个能量等级：低能量范围为 $0.06\sim0.11$ mJ/mm^2，中能量范围为 $0.12\sim0.25$ mJ/mm^2，高能量范围为 $0.26\sim0.39$ mJ/mm^2。我们可以根据设备制造商所提供的不同能量参数范围、换算方式将其换算成能流密度

治疗疼痛时应使用低中能级，即"软性"冲击波；治疗软组织钙化性疾病时应使用中高能级；治疗骨不连时需用高能级来诱发成骨效应

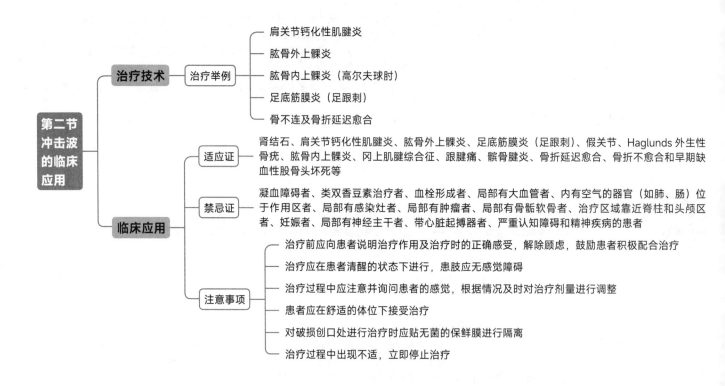

第二节 冲击波的临床应用

治疗技术 —— 治疗举例
- 肩关节钙化性肌腱炎
- 肱骨外上髁炎
- 肱骨内上髁炎（高尔夫球肘）
- 足底筋膜炎（足跟刺）
- 骨不连及骨折延迟愈合

临床应用

适应证
肾结石、肩关节钙化性肌腱炎、肱骨外上髁炎、足底筋膜炎（足跟刺）、假关节、Haglunds 外生性骨疣、肱骨内上髁炎、冈上肌腱综合征、跟腱痛、髌骨腱炎、骨折延迟愈合、骨折不愈合和早期缺血性股骨头坏死等

禁忌证
凝血障碍者、类双香豆素治疗者、血栓形成者、局部有大血管者、内有空气的器官（如肺、肠）位于作用区者、局部有感染灶者、局部有肿瘤者、局部有骨骺软骨者、治疗区域靠近脊柱和头颅区者、妊娠者、局部有神经主干者、带心脏起搏器者、严重认知障碍和精神疾病的患者

注意事项
- 治疗前应向患者说明治疗作用及治疗时的正确感受，解除顾虑，鼓励患者积极配合治疗
- 治疗应在患者清醒的状态下进行，患肢应无感觉障碍
- 治疗过程中应注意并询问患者的感觉，根据情况及时对治疗剂量进行调整
- 患者应在舒适的体位下接受治疗
- 对破损创口处进行治疗时应贴无菌的保鲜膜进行隔离
- 治疗过程中出现不适，立即停止治疗

第二十八章　非侵入脑部刺激技术

重点掌握

TMS 技术和 tDCS 技术的治疗原理及作用

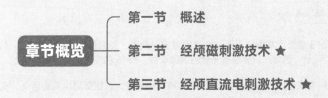

章节概览
- 第一节　概述
- 第二节　经颅磁刺激技术 ★
- 第三节　经颅直流电刺激技术 ★

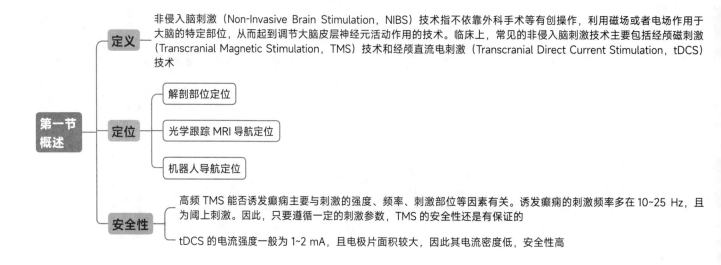

定义 非侵入脑刺激（Non-Invasive Brain Stimulation，NIBS）技术指不依靠外科手术等有创操作，利用磁场或者电场作用于大脑的特定部位，从而起到调节大脑皮层神经元活动作用的技术。临床上，常见的非侵入脑刺激技术主要包括经颅磁刺激（Transcranial Magnetic Stimulation，TMS）技术和经颅直流电刺激（Transcranial Direct Current Stimulation，tDCS）技术

第一节 概述

定位
- 解剖部位定位
- 光学跟踪 MRI 导航定位
- 机器人导航定位

安全性
- 高频 TMS 能否诱发癫痫主要与刺激的强度、频率、刺激部位等因素有关。诱发癫痫的刺激频率多在 10~25 Hz，且为阈上刺激。因此，只要遵循一定的刺激参数，TMS 的安全性还是有保证的
- tDCS 的电流强度一般为 1~2 mA，且电极片面积较大，因此其电流密度低，安全性高

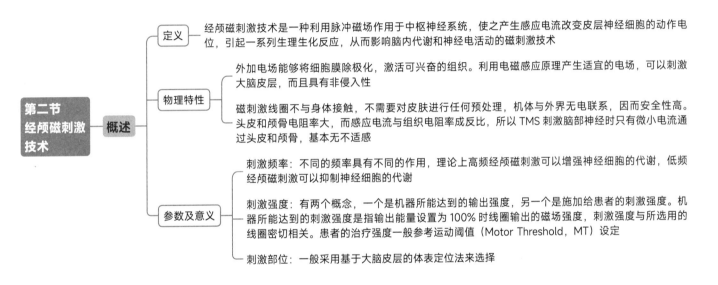

第二节 经颅磁刺激技术 — **概述**

定义
经颅磁刺激技术是一种利用脉冲磁场作用于中枢神经系统，使之产生感应电流改变皮层神经细胞的动作电位，引起一系列生理生化反应，从而影响脑内代谢和神经电活动的磁刺激技术

物理特性
外加电场能够将细胞膜除极化，激活可兴奋的组织。利用电磁感应原理产生适宜的电场，可以刺激大脑皮层，而且具有非侵入性

磁刺激线圈不与身体接触，不需要对皮肤进行任何预处理，机体与外界无电联系，因而安全性高。头皮和颅骨电阻率大，而感应电流与组织电阻率成反比，所以 TMS 刺激脑部神经时只有微小电流通过头皮和颅骨，基本无不适感

参数及意义
刺激频率：不同的频率具有不同的作用，理论上高频经颅磁刺激可以增强神经细胞的代谢，低频经颅磁刺激可以抑制神经细胞的代谢

刺激强度：有两个概念，一个是机器所能达到的输出强度，另一个是施加给患者的刺激强度。机器所能达到的刺激强度是指输出能量设置为 100% 时线圈输出的磁场强度，刺激强度与所选用的线圈密切相关。患者的治疗强度一般参考运动阈值（Motor Threshold，MT）设定

刺激部位：一般采用基于大脑皮层的体表定位法来选择

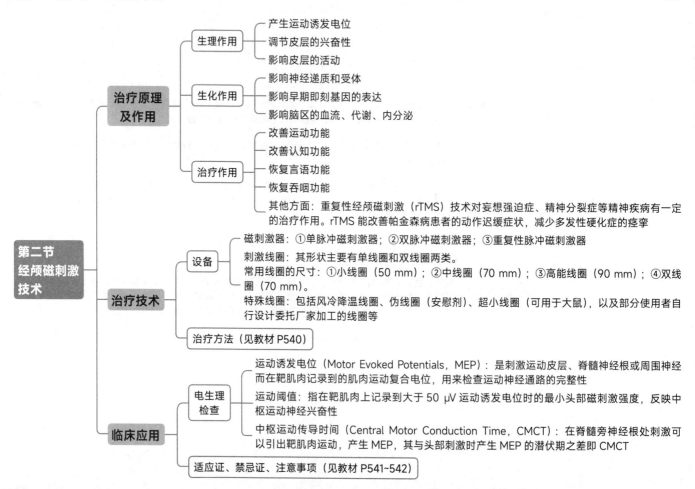

第二节 经颅磁刺激技术

治疗原理及作用
- 生理作用
  - 产生运动诱发电位
  - 调节皮层的兴奋性
  - 影响皮层的活动
- 生化作用
  - 影响神经递质和受体
  - 影响早期即刻基因的表达
  - 影响脑区的血流、代谢、内分泌
- 治疗作用
  - 改善运动功能
  - 改善认知功能
  - 恢复言语功能
  - 恢复吞咽功能
  - 其他方面：重复性经颅磁刺激（rTMS）技术对妄想强迫症、精神分裂症等精神疾病有一定的治疗作用。rTMS能改善帕金森病患者的动作迟缓症状，减少多发性硬化症的痉挛

治疗技术
- 设备
  - 磁刺激器：①单脉冲磁刺激器；②双脉冲磁刺激器；③重复性脉冲磁刺激器
  - 刺激线圈：其形状主要有单线圈和双线圈两类。
  - 常用线圈的尺寸：①小线圈（50 mm）；②中线圈（70 mm）；③高能线圈（90 mm）；④双线圈（70 mm）。
  - 特殊线圈：包括风冷降温线圈、伪线圈（安慰剂）、超小线圈（可用于大鼠），以及部分使用者自行设计委托厂家加工的线圈等
- 治疗方法（见教材P540）

临床应用
- 电生理检查
  - 运动诱发电位（Motor Evoked Potentials，MEP）：是刺激运动皮层、脊髓神经根或周围神经而在靶肌肉记录到的肌肉运动复合电位，用来检查运动神经通路的完整性
  - 运动阈值：指在靶肌肉上记录到大于50 μV运动诱发电位时的最小头部磁刺激强度，反映中枢运动神经兴奋性
  - 中枢运动传导时间（Central Motor Conduction Time，CMCT）：在脊髓旁神经根处刺激可以引出靶肌肉运动，产生MEP，其与头部刺激时产生MEP的潜伏期之差即CMCT
- 适应证、禁忌证、注意事项（见教材P541~542）

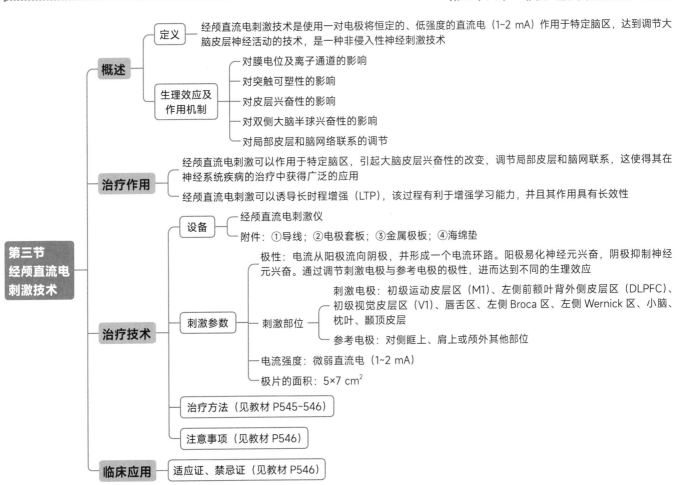

第三节 经颅直流电刺激技术

- **概述**
  - **定义**：经颅直流电刺激技术是使用一对电极将恒定的、低强度的直流电（1~2 mA）作用于特定脑区，达到调节大脑皮层神经活动的技术，是一种非侵入性神经刺激技术
  - **生理效应及作用机制**
    - 对膜电位及离子通道的影响
    - 对突触可塑性的影响
    - 对皮层兴奋性的影响
    - 对双侧大脑半球兴奋性的影响
    - 对局部皮层和脑网络联系的调节

- **治疗作用**
  - 经颅直流电刺激可以作用于特定脑区，引起大脑皮层兴奋性的改变，调节局部皮层和脑网联系，这使得其在神经系统疾病的治疗中获得广泛的应用
  - 经颅直流电刺激可以诱导长时程增强（LTP），该过程有利于增强学习能力，并且其作用具有长效性

- **治疗技术**
  - **设备**
    - 经颅直流电刺激仪
    - 附件：①导线；②电极套板；③金属极板；④海绵垫
  - **刺激参数**
    - 极性：电流从阳极流向阴极，并形成一个电流环路。阳极易化神经元兴奋，阴极抑制神经元兴奋。通过调节刺激电极与参考电极的极性，进而达到不同的生理效应
    - 刺激部位
      - 刺激电极：初级运动皮层区（M1）、左侧前额叶背外侧皮层区（DLPFC）、初级视觉皮层区（V1）、唇舌区、左侧 Broca 区、左侧 Wernick 区、小脑、枕叶、颞顶皮层
      - 参考电极：对侧眶上、肩上或颅外其他部位
    - 电流强度：微弱直流电（1~2 mA）
    - 极片的面积：$5 \times 7 \ cm^2$
  - 治疗方法（见教材 P545~546）
  - 注意事项（见教材 P546）

- **临床应用**
  - 适应证、禁忌证（见教材 P546）

第二十九章 物理治疗中的循证医学

重点掌握

物理治疗文书

章节概览

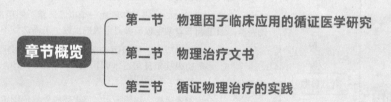

第一节 物理因子临床应用的循证医学研究

第二节 物理治疗文书

第三节 循证物理治疗的实践

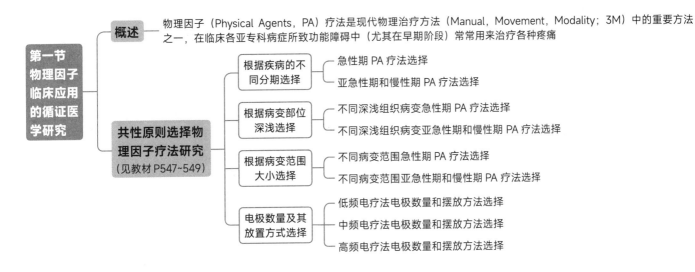

第一节 物理因子临床应用的循证医学研究

个性原则选择物理因子疗法循证研究

低频电疗法最佳适应证

经皮电神经刺激（TENS）疗法属于低频电疗法，具有利用低频电改善血液循环的作用，但其主要作用是止痛。痛觉的产生都需要经过脊髓的传导路径，TENS 疗法正是通过抑制脊髓痛觉传导通路（闸门控制学说）来达到止痛效果的，所以 TENS 疗法对于各种疼痛均有一定效果

功能性电刺激（FES）疗法或神经肌肉电刺激（NMES）疗法均可引起肌肉收缩，主要用于正常人提高肌力或肌耐力，以及刺激肌力下降所致的关节活动或内脏平滑肌功能障碍，或肌力不平衡所致的关节不稳和畸形，或刺激痉挛肌的拮抗肌以缓解肌紧张等相关肌肉，使患者功能重建

中频电疗法最佳适应证

中频电相对于低频电而言，其也可镇痛、改善血液循环及引起肌肉收缩，但由于其频率较高，穿透组织较深，故可用于低频电表面电极无法达到的深层肌肉部位，常用于脊柱核心肌力下降所致的颈肩腰背痛。其中的干扰电因有内生"低频电"效应，对深层肌肉组织的止痛效果更明显；而立体动态干扰电较静态干扰电而言，其作用范围更大，且不易适应，所以腰背部均有疼痛或者四肢大范围深层肌肉、内脏平滑肌力下降可选用立体动态干扰电，单纯背部、腰部或四肢小范围深层肌肉病变可选用静态干扰电

高频电疗法最佳适应证

高频电（毫米波除外）作用部位较深，且通过电磁辐射产热，所以对于深层组织、脏器的热作用明显，用于此类部位病变的治疗效果好，如超短波治疗肩关节或髋关节囊内病变；且超短波通过高频振动产热，可用于含气脏器的炎症治疗

光疗法最佳适应证

光疗法分为红外线疗法、紫外线疗法、可见光疗法和激光疗法。红外线、可见光中的红光、激光均有一定的热效应，如前所述，这些 PA 热作用相对表浅，用于浅表组织的慢性炎症。紫外线有直接杀菌作用、光敏作用和促进维生素 D3 的合成，常用作感染性疾病、皮肤病、小儿佝偻病和骨质疏松症防治的辅助方法。蓝紫光主要用于新生儿黄疸。激光因其单色性好、亮度高、强度高、相干性好等特点，可用于疣、痣的治疗和肿瘤、赘生物的治疗

第一节
物理因子
临床应用
的循证医
学研究

个性原则选择
物理因子疗法
循证研究

传导热疗法
最佳适应证

湿热敷疗法和蜡疗均属于浅表传导热疗法，主要用于浅表组织损伤的慢性疾病。湿热敷疗法多用于颈、腰、背部、四肢（不含手足部）的浅表部位的慢性病变。蜡疗因其散热慢、无空隙而温热作用均匀，具有软化瘢痕的作用，可用于外伤或烧伤所致的瘢痕治疗（但目前无关于蜡疗治疗瘢痕的系统评价文章），且适合于四肢末端（浸蜡法或刷蜡法）病变的治疗

超声波和冲
击波疗法最
佳适应证

超声波属于机械热，其能量在密度较高的组织中被吸收较多，故主要用于深层肌肉、韧带、骨膜、骨组织、软骨病变，特别是对治疗肌腱和韧带钙化、骨膜损伤、骨折和瘢痕软化的效果较好。Lenza（2009）系统评价证实超声波可促进骨折愈合；而采用超声波治疗瘢痕目前缺乏循证医学证据

磁疗法最
佳适应证

康复科最常用的磁疗法是磁振热和脉冲电磁场，前者主要用于慢性疼痛，后者主要是针对骨折、骨折后骨不连、骨质疏松症

水疗法最
佳适应证

水疗法因其成本较高，多数康复科没有开展该方法。水疗法主要用于运动损伤，通过浮力、阻力作用进行减重训练；对于中枢性损伤痉挛期，可降低肌张力

压力疗法最
佳适应证

压力疗法中的正压疗法可通过从近端向远端加压，促进动脉血输送，用于动脉栓塞性疾病；从远端向近端加压，促进静脉血、淋巴液回流，用于其回流障碍所致的水肿。体外反搏疗法可使心脏舒张期动脉血流增加，用于治疗重要脏器（心、脑、肾）供血不足。压力疗法还常用于急性损伤，通过加压减少渗出，减轻肿胀。很重要的是，弹性压力衣常用于烧伤后肥厚性瘢痕的防治

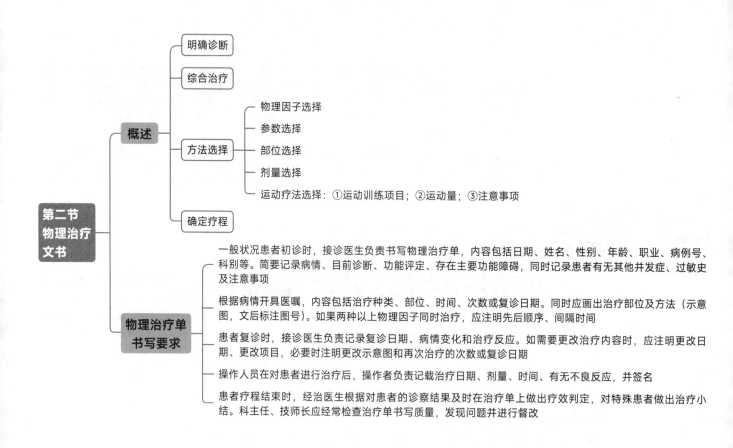

第二节
物理治疗
文书

概述
- 明确诊断
- 综合治疗
- 方法选择
  - 物理因子选择
  - 参数选择
  - 部位选择
  - 剂量选择
  - 运动疗法选择：①运动训练项目；②运动量；③注意事项
- 确定疗程

物理治疗单
书写要求
- 一般状况患者初诊时，接诊医生负责书写物理治疗单，内容包括日期、姓名、性别、年龄、职业、病例号、科别等。简要记录病情、目前诊断、功能评定、存在主要功能障碍，同时记录患者有无其他并发症、过敏史及注意事项
- 根据病情开具医嘱，内容包括治疗种类、部位、时间、次数或复诊日期。同时应画出治疗部位及方法（示意图，文后标注图号）。如果两种以上物理因子同时治疗，应注明先后顺序、间隔时间
- 患者复诊时，接诊医生负责记录复诊日期、病情变化和治疗反应。如需要更改治疗内容时，应注明更改日期、更改项目，必要时注明更改示意图和再次治疗的次数或复诊日期
- 操作人员在对患者进行治疗后，操作者负责记载治疗日期、剂量、时间、有无不良反应，并签名
- 患者疗程结束时，经治医生根据对患者的诊察结果及时在治疗单上做出疗效判定，对特殊患者做出治疗小结。科主任、技师长应经常检查治疗单书写质量，发现问题并进行督改

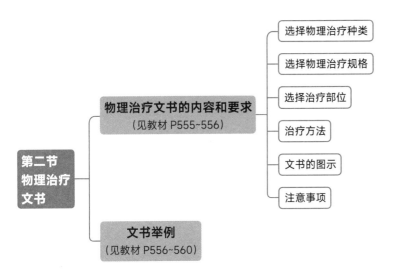

第三节　循证物理治疗的实践（见教材 P560~567）